VACUNAS

GRAZIELLA ALMENDRAL

VACUNAS

**CUANDO LOS SERES HUMANOS GANAMOS
LA GUERRA INVISIBLE**

URANO

Argentina – Chile – Colombia – España
Estados Unidos – México – Perú – Uruguay

1.ª edición Noviembre 2021

ISBN: 978-84-17694-33-3
E-ISBN: 978-84-18259-97-5
Depósito legal: B-14.657-2021

Fotocomposición: Ediciones Urano, S.A.U.

Impreso por: Rotativas de Estella – Polígono Industrial San Miguel Parcelas E7-E8
31132 Villatuerta (Navarra)

Impreso en España – *Printed in Spain*

A Gregorio Corral Torres, por su inspiración constante, infinito apoyo y buenas ideas. Gracias por tu enorme capacidad de ver más allá de lo evidente y, sobre todo, por convertir cada momento de la vida en un motivo para sonreír.

A mi hermano, José M. Almendral, a quien le debo dedicarme a la profesión de periodista de ciencia y con quien comparto los mejores paseos de montaña hablando de virus y vida. Gracias por todo lo que me enseñas.

A Pilar Estébanez, mi referente en medicina humanitaria, la disciplina que me cambió la forma de ver el mundo y me hizo comprender la necesidad de una salud global.

Sumario

«Después de escalar una gran colina, uno se encuentra
solo ante muchas más colinas que escalar.»

NELSON MANDELA

«Hay algo que da más miedo que las vacunas:
no tenerlas.»

MÉDICOS SIN FRONTERAS

Agradecimientos

A todos los entrevistados, por la generosidad de su tiempo en una época muy difícil y por compartir tantos conocimientos, ideas y conceptos. He recibido de cada uno de ellos una verdadera lección magistral.

A Lole Ferrara Romero, una vez más, por su gran trabajo de documentación científica; a Marina Caravaca Selva, por la cantidad de horas invertidas en las transcripciones; a Gregorio Corral, por todos sus comentarios y anotaciones para mejorar el libro; a Fernando García Calero, de Médicos Sin Fronteras, por su gran ayuda coordinando todas las entrevistas; a Maite Izquierdo, por su apoyo con la expedición Balmis y por aceptar el reto del paralelismo del sistema inmune y *La guerra de las galaxias;* a Paloma Campillo, por la traducción de las entrevistas de República Democrática del Congo; a Pepe Fernández Rúa, por la actualización sobre las vacunas de la viruela; a Sara Cebrián, por su ayuda con la vacuna contra el Ébola.

Gracias a los equipos de los programas Al Rojo Vivo y La Sexta Noche por hacerme sentir parte de un gran equipo.

1

La gran decisión

El día 11 de enero de 2020, Zhang Yongzhen, un virólogo de Shanghái, tras muchos días de dudas, decidió compartir públicamente la secuencia del genoma del virus SARS-CoV-2 que estaba causando una extraña neumonía en la ciudad de Wuhan. Se lo jugó todo por hacerlo: su carrera científica y su posición en China. Era consciente de que estaba contradiciendo la orden dada por el gobierno chino unos días antes, que pedía que ningún centro de investigación publicara datos sobre el virus. Una semana antes, Zhang y su equipo del Shanghai Public Health Clinical Center habían recibido una muestra del patógeno para que fuera identificado: aún era un virus desconocido. Estuvieron cuarenta horas seguidas trabajando hasta dar con el resultado. Lo que los científicos descubrieron les llenó de preocupación: el virus que había aparecido en Wuhan era similar al peligroso SARS que en 2002 y 2003 había causado una epidemia con alta letalidad en medio mundo. Se pudo controlar, pero el coronavirus había dado un primer aviso. El nuevo virus era también primo hermano de MERS, el coronavirus que en 2012 apareció en Oriente Próximo y aún sigue infectando a personas en aquella zona, con una importantísima letalidad, aunque sin capacidad de extenderse. Era ya de madrugada cuando Zhang decidió advertir del descubrimiento a las autoridades chinas y, para contrastar los resultados, publicó la información obtenida en una base de información genética norteamericana que dirigen los Institutos Nacionales de Salud, el Centro Nacional para la Información Biotecnológica (NCBI), para que fuera analizada. Nada era realmente público aún.

Además, el investigador, consciente de la gravedad del descubrimiento, envió el relato científico de su trabajo a la prestigiosa revista *Nature* y viajó a Wuhan para ver en primera persona qué estaba sucediendo. Quería comprobar el impacto real del virus en los pacientes: los síntomas, la enfermedad que provocaba, la inutilidad de los tratamientos contra esta, la forma tan rápida y silenciosa de contagio que estaba utilizando el virus.

En otra parte del mundo, en la sede de *Nature* en Londres, uno de los principales editores de la revista leía las diferentes publicaciones del mes cuando apareció en la pantalla de su ordenador el artículo de Zhang. El trabajo describía la aparición de un virus nuevo de la familia de los coronavirus. Era el tercer coronavirus en menos de veinte años y este hacía su presentación provocando un brote epidémico. Podía ser una advertencia, pero también la primera señal de alarma. El editor de *Nature* llamó a Zhang para que hiciera pública toda la información que tenía sobre este nuevo patógeno.

Pero la llamada de atención definitiva llegaría unos días después, la mañana del 11 de enero. Zhang estaba a punto de embarcar en un vuelo a Pekín cuando su móvil registró una llamada desde Australia. Su colega, el virólogo evolucionista Edward Holmes, ahorrando saludos y sin preámbulo alguno, le decía: «Zhang, hay que hacer pública la secuencia genética del nuevo virus y hay que hacerlo de forma urgente.»

Zhang se detuvo. Corría el riesgo incierto de ser acusado de desobediencia si desvelaba la identidad del virus y necesitaba tiempo para reflexionar. Pero el vuelo iba a ser largo y Holmes apremiaba. En su lucha interna por decidir qué debía hacer, llegaron a él los recientes recuerdos de las conversaciones mantenidas en Wuhan con los médicos que atendían a los pacientes. «Esto se pone serio —decían—, muy serio.»

«Holmes —dijo Zhang a su colega virólogo—, adelante. Haz pública la secuencia. Toda tuya.» Y embarcó. Mientras aquel avión despegaba y surcaba el cielo camino a Pekín, una sucesión de treinta mil caracteres combinando A U C y G, la secuencia genética del nuevo coronavirus, se inscribían en un gran foro mundial para el análisis y la interpretación de la evolución molecular y epidemiológica de los virus y sus secuencias genéticas, el virological.org. Letra a letra, base química tras base química, se desvelaba la identidad de un nuevo virus para que toda la comunidad científica lo conociera. Se llamó después SARS-CoV-2. El impacto de su publicación no se hizo esperar.

Veinticuatro horas más tarde, los institutos de salud norteamericanos capitaneados por Anthony Fauci (es decir, el gobierno norteamericano), investigadores de todo el mundo, empresas como Moderna, farmacéuticas como Janssen, biotecnológicas como la alemana BioNTech, o científicos como los del Consejo Superior de Investigaciones Científicas de España, Luis Enjuanes y Mariano Esteban, comenzaron a trabajar en una vacuna contra el SARS-CoV-2.

«En cuanto recibimos la secuencia genética, inmediatamente, dije en el laboratorio, donde estaba también Juan García Arriaza: "Vamos con esto que va a tener implicaciones importantes" —me comenta Mariano Esteban—. Estábamos siguiendo lo que ocurría en China y veíamos que era algo muy serio que a los chinos se les iba a echar encima.»

A pocos metros de distancia del laboratorio de Mariano Esteban, el científico Luis Enjuanes, uno de los mayores expertos del mundo en coronavirus, ya le había visto la cara a este nuevo virus.

Cuando apareció el SARS-CoV-2, en principio no pensé que iba a ser una pandemia, mentiría si dijese lo contrario. Pensé que iba a ser un virus problemático, que podría causar una epidemia. Porque hay que entender una cosa muy importante: no se tenía constancia de la patología que causaba. La diferencia entre el SARS-1 del 2002, el MERS del 2012 y este es que los otros dos básicamente infectan dos tejidos: el tracto respiratorio y el tracto entérico, pero el de ahora infecta cualquier tejido del cuerpo humano y causa más de cincuenta patologías distintas.

En Estados Unidos, los expertos que trabajan en vacunas tenían toda la información que necesitaban para saber que el SARS-CoV-2 había aparecido, como muchos temían, con intención y estrategias suficientes para poder extenderse por todo el mundo.

«Te voy a responder. Sí, lo teníamos claro desde un principio e incluso el gobierno norteamericano lo tenía claro desde un principio», me confirma R. P., un gran experto en vacunas, director de enfermedades infecciosas de una gran farmacéutica que prefiere mantenerse en el anonimato.

¿Qué vieron los científicos que les hiciera detener sus investigaciones y centrar grandes recursos en desarrollar una vacuna contra una enfermedad que, por entonces, solo había afectado a un grupo de personas en un país lejano como China?

Los científicos sabían que el SARS-CoV-2 era un virus con características pandémicas, preparado para extenderse por todo el mundo y provocar una pandemia. Cuatro claves les llevaron a esta conclusión.

En primer lugar, era un virus respiratorio. Nada se contagia más fácilmente que un virus que tan solo necesita cercanía entre personas para transmitirse.

En segundo lugar, el virus podía contagiar de forma asintomática, utilizando la sigilosa estrategia de infectar y seguir transmitiendo sin dar señales aparentes de enfermedad alguna. Esta es una de las características que ha condicionado el control de la pandemia. Muchas personas infectadas no presentan síntomas, no saben que están infectadas y contagian a otras de forma inadvertida.

«Nosotros estábamos siguiendo brotes de H7N9 que ocurrían en China, que son virus de gripe con una tasa de letalidad del 33 %. En comparación con estos, la letalidad del SARS-CoV-2 es muy baja, pero este último es más complicado de eliminar y más peligroso que otros como el Ébola, porque el Ébola no tiene transmisión asintomática —asegura R. P.—. Era muy difícil controlar su expansión simplemente con aislamiento y medidas de control como el distanciamiento social.»

En tercer lugar, China estaba confinando a millones de personas porque era incapaz de detenerlo.

«Cuando China confinó a once millones de personas, era porque para ellos era imposible controlar la expansión del virus. Pero el virus había salido de sus fronteras y, cuando pierdes el control, es muy difícil hacer la trazabilidad necesaria. Era como un virus inteligente, sabía estar por debajo del radar y transmitirse sin causar sintomatología.»

En cuarto y último lugar, la clave definitiva que también provocó la rebelde decisión de Zhang Yongzhen fue la estrecha relación del nuevo virus con el temido SARS, el virus que en 2002 y 2003 causó una epidemia que afectó a veintinueve países y provocó más de setecientos fallecimientos entre las ocho mil personas infectadas. Este virus desapareció, pero las alertas estaban encendidas desde entonces y desde la aparición de su primo hermano MERS en 2012, un virus que continúa activo en Oriente Próximo contagiando a las personas desde su hospedador animal, los dromedarios; su baja contagiosidad lo mantiene controlado, afecta a muy pocas personas cada año, pero tiene una letalidad del más del 30 %.

Gracias a la publicación de la secuencia genética, que permitió conocer las características del SARS-CoV-2, comenzó una carrera única en la historia por conseguir una vacuna contra un nuevo virus en el menor tiempo posible. El día 2 de diciembre de ese mismo año de 2020, se aprobó la primera. Se llamó Comirnaty, una vacuna desarrollada por la biotecnológica alemana BioNTech y la farmacéutica Pfizer. Habían pasado tan solo 325 días.

La hazaña pasará a la historia de la medicina y los futuros médicos, farmacéuticos, virólogos e inmunólogos estudiarán en la universidad la historia de Zhang y el logro histórico de haber conseguido abrir una nueva era en el desarrollo de las vacunas rápidas, que no se detendrá con esta pandemia.

La gran duda que, hasta el momento, permanece sin resolverse es por qué lo que tan claramente vieron tantos científicos en todo el mundo, es decir, la aparición de un virus con el potencial de provocar una pandemia, a muchos gobiernos, directamente, se les escapó.

2

El anciano virus que se niega
a desaparecer

En Salamabila, en pleno corazón de África, en República Democrática del Congo, el único hospital de la zona lleva varios días recibiendo niños con erupciones en la piel y fiebre.

«O estamos ante casos de varicela o nos enfrentamos de nuevo al sarampión.» Mientras el mundo se centra en la pandemia de la COVID-19 provocada por un coronavirus, otro virus muy distinto lleva más de dos mil años afectando a la población mundial. Y no es precisamente benigno.

El hospital recibe el apoyo de Médicos Sin Fronteras (MSF) de España. «Los niños llegan a urgencias. Los estamos aislando y haciendo diagnóstico clínico, por síntomas. Los estamos tratando como si fueran casos de sarampión.» Para Carmen Terradillos, responsable médica de MSF en la República Democrática del Congo, el sarampión es una de las enfermedades a las que se ha enfrentado casi en todas sus misiones.

Los primeros casos comenzaron a aparecer la tercera semana de enero del 2021. La medicina de la zona es fundamentalmente tradicional, bien por falta de recursos o bien por pura costumbre. Que las familias decidan llevar a los niños al hospital, muchas veces recorriendo grandes distancias, es una señal clara de alarma.

«A medida que detectamos más casos enviamos muestras de los niños a la capital del país, Kinshasa, para que hicieran un examen biológico, de laboratorio, y nos confirmaran el diagnóstico que paralelamente estábamos realizando solo a través de la observación de los síntomas que presentaban. A veces, los síntomas de varicela y sarampión se confunden; en otras muchas ocasiones, los niños vienen con ambas enfermedades combinadas», continúa explicando Carmen.

Desde el año 2016, los casos han aumentado un 50 % a pesar de que el sarampión es una enfermedad que se puede prevenir gracias a una vacuna asequible y muy efectiva y a la inversión en recursos y planes para luchar y erradicar mundialmente el virus.

El año 2019 fue el del gran resurgimiento de esta enfermedad. Se diagnosticaron mundialmente 869.770 casos, el mayor número de casos notificados en los últimos veintitrés años. Y aún es peor la cifra de fallecidos: 207.500 vidas, principalmente niños. El virus ha vuelto con fuerza. Cada vez que nos acercamos a la fecha establecida en los planes mundiales de erradicación para acabar con este virus, hay que posponerla décadas. ¿Por qué no somos capaces de acabar con el sarampión igual que hicimos con la viruela?

El sarampión es la enfermedad más contagiosa que existe en humanos. Un 80 % enferman cuando entran en contacto con el virus.

Según la Organización Mundial de la Salud (OMS), la principal explicación de este aumento en el número de casos y muertes es el descenso en la tasa de vacunación mundial. Los brotes de sarampión se producen cuando las personas que no están protegidas contra el virus se infectan y propagan la enfermedad a poblaciones no vacunadas o insuficientemente vacunadas.

Number of Reported Measles Cases, August 2018 – January 2019

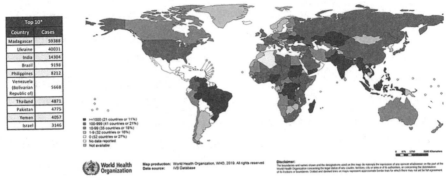

Top 10*	
Country	Cases
Madagascar	59388
Ukraine	40031
India	14304
Brazil	9198
Philippines	8212
Venezuela (Bolivarian Republic of)	5668
Thailand	4871
Pakistan	4775
Yemen	4057
Israel	3146

Notes: Based on data received 2019-03 - Surveillance data from 2018-08 to 2019-01 - * Countries with highest number of cases for the period
https://www.who.int/immunization/monitoring_surveillance/burden/vpd/surveillance_type/active/measles_monthlydata/en/

Sarampión en 2019.
Número de casos de sarampión notificados entre agosto de 2018 y enero de 2019. La tabla muestra los países con mayor número de casos.
Fuente: Organización Mundial de Salud.

En esta época de pandemia, la población ha aprendido el concepto de inmunidad de grupo, la tasa que debemos alcanzar gracias a las vacunas y al desarrollo de la inmunidad natural para detener la expansión de estos agentes infecciosos. Se estima que con el virus causante de esta pandemia, el SARS-CoV-2, debemos conseguir entre un 70 % y un 80 % de inmunidad de grupo. Para controlar el sarampión y prevenir los brotes y las muertes, las tasas de cobertura necesarias alcanzan el 95 % de la población. Esta cifra nos habla de su enorme capacidad de infectar y propagarse. En los últimos años, la media ha sido del 71 % de población vacunada. Los años de mayor éxito no se ha superado el 85 %.

A la espera de la confirmación de los análisis en Kinshasa, Miriam Alía, responsable de vacunación y respuesta a epidemias de MSF, ya está pensando en la logística que será necesaria en caso de tener que iniciar una campaña de vacunación.

«Con la vacuna actual, el sarampión se podría erradicar y, de hecho, en algunas regiones bajo el control de la OMS, como la panamericana, llegó a erradicarse durante algún tiempo. El problema del sarampión es que es muy contagioso y necesitas mantener una cobertura de vacunación de más del 95 % de la población. En cuanto aparece una crisis o un problema de seguridad en algún país, con desplazamientos de población o áreas en las que, por distintos motivos, no se vacuna lo suficiente, vuelves a tener brotes. Por ejemplo, esto ha pasado en Venezuela. El país dejó de pagar al fondo de la Organización Panamericana de la Salud, dejó de recibir vacunas y la tasa de inmunización descendió. Sudamérica era la única gran región que había conseguido controlar el sarampión con un gran programa de vacunación. Además, compraban las vacunas en bloque y todos los países tenían calendarios similares, lo cual, la verdad, fue un gran ejemplo a seguir.»

No es un hecho aislado. En 2019, el Reino Unido perdió el estatus de país libre de sarampión justo dos años después de que la OMS se lo hubiera concedido. Había registrado cerca de mil casos el año anterior.

Cada año, una media de veinte millones de lactantes no reciben su dosis de vacuna del sarampión. Pero las causas por las que no se vacuna o las vacunas no son efectivas son muy distintas dependiendo de cada país. En Europa, la aparición de brotes de sarampión está asociada al descenso de la vacunación en niños provocada por la decisión de algunos padres de no vacunar, por miedo o por una forma distinta de entender cómo enfrentarse a los agentes infecciosos. En la región de Europa, en 2019 se diagnosticaron 13.200 casos de esta enfermedad prevenible en países como Francia, Rumanía, Italia o Polonia. Las autoridades sanitarias pudieron investigar 7 de cada 10 infecciones aparecidas. El 88,4 % de la población o no estaba vacunada o había recibido una sola dosis. De los casos en bebés de menos de doce meses de edad, el 97 % no estaba vacunado. En España son pocos, pero la tendencia es ascendente.

¿Qué puede llevar a unos padres a no vacunar contra la enfermedad que se cobra más muertes que todas las enfermedades típicas de la infancia contra las que existe una vacuna juntas?

Le pregunto a Ana Céspedes, experta en vacunas que, después de trabajar durante décadas en la industria farmacéutica, ha dado el salto a International AIDS Vaccine Initiative (IAVI), la organización de investigación científica que busca desarrollar vacunas a bajo coste para enfermedades que no son de interés para las grandes compañías farmacéuticas.

Comprendo que el concepto de «prevención de la enfermedad» puede resultar mucho menos obvio que el de curación. Ningún padre ni madre debería negar a sus hijos el último avance de la medicina ante una enfermedad que puede acabar con su vida. Y, sin embargo, es cierto que algunos padres, en ocasiones manipulados por una información pseudocientífica falsa, se cuestionan si son necesarias las vacunas para sus propios hijos. En estos casos, es importante recordar las evidencias:

- *La viruela llegó a matar a dos millones de niños al año. Y, gracias a las vacunas, hemos conseguido erradicarla.*

- *La polio terminaba con la vida de trescientos mil niños al año. Desde que se llevan a cabo campañas masivas de vacunación, son apenas dos mil, los no vacunados.*

Y así podríamos seguir con enfermedades como la difteria, el tétanos, la hepatitis B o el virus del papiloma humano. Las vacunas son seguras y eficaces. Y son uno de los principales avances de la medicina. Los derechos básicos de los niños incluyen el derecho a la mejor salud posible. Y, por extrapolación, el derecho a la vacunación.

Pero Carmen Terradillos da un giro a la explicación de por qué no podemos acabar con el sarampión y añade un concepto que no reflejan las cifras oficiales. Una cosa es vacunar y otra muy distinta es conseguir inmunizar a la población.

Yo puedo administrar un líquido, pero inmunizar es asegurar que esa vacuna llegue en unas condiciones perfectas de calidad y temperatura, que llegue hasta el último rincón aunque haya que transportarlas diez kilómetros a pie, dos más en piragua y tres en moto; las vacunas se tienen que administrar a los niños en perfectas condiciones de calidad. Para mí, ese es el desafío más grande aquí, en la República Democrática del Congo, mantener la cadena de frío y conseguir realmente que los niños estén inmunizados.

Cuando la población tiene buen nivel de vacunación y aparece un brote, el análisis se dirige a un posible problema con la vacuna o su administración, principalmente por la ruptura de la cadena de frío. En esos casos, la vacuna no tiene efecto alguno.

Cuando un país recibe fondos de la OMS para la lucha contra el sarampión o la poliomielitis, se ve obligado, por protocolo, a organizar una campaña de vacunación que incluya, por ejemplo, a 78.000 niños, lo cual requiere gran maquinaria, frigoríficos y generadores. La mayoría de los hospitales no tienen electricidad continua. A veces, las vacunas se conservan sin poder garantizar la cadena de frío o las transportan los vacunadores durante días y días en el mismo portavacunas. Al final, no tienes hielo, sino agua y no se puede mantener la temperatura, pero, a fin de cumplir con las cifras exigidas, seguimos vacunando. No podemos garantizar que esas vacunas estén inmunizando realmente y esta es una de las razones más importantes de por qué a veces no se consigue la inmunidad de grupo o disminuye entre la población.

No todos los niños desarrollan inmunidad y a este problema se suma el de los niños sin vacunar por problemas de acceso y por los movimientos migratorios de la población, que hacen que el riesgo de aparición de brotes aumente enormemente.

Poblaciones nómadas que van y vienen, poblaciones desplazadas de una zona a otra que posiblemente volverán a su lugar de origen dos años después, factores demográficos y movimientos de población que no conocemos muy bien, porque muchas veces vacunamos más de una vez en la misma zona y vuelven a aparecer casos. Todos estos factores afectan a la inmunización de los niños y contribuyen a la llegada frecuente de epidemias. Es complicado de entender. Sí, debemos plantearnos por qué teniendo una vacuna desde hace años todavía no hemos conseguido controlar el sarampión.

Carmen me explica esto casi con resignación, a pocas horas de la llegada de la confirmación oficial del origen de la enfermedad de los laboratorios oficiales del Ministerio de Salud en Kinshasa.

El virus del sarampión hace muchos días que llegó y se está extendiendo por toda la zona. Los casos aumentan día tras día.

¿Cómo es posible que el virus del sarampión aparezca de repente en esta área de la República Democrática del Congo? ¿Dónde está el virus? ¿Por qué tiene tanta capacidad de infectar?

Espera, te cuento

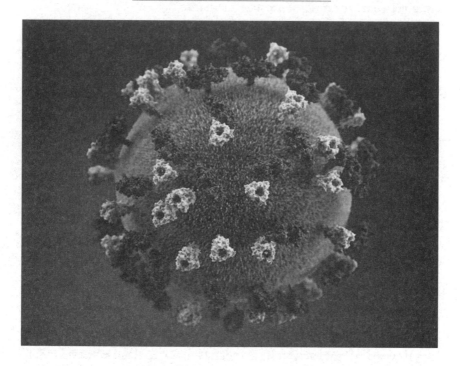

Virus del sarampión.

El sarampión es un anciano virus que lleva con nosotros toda la vida. Según investigaciones del año 2020 publicadas por la revista científica *Science*, apareció en el siglo VI a. C., cuando se separó de otro virus muy contagioso en animales, el de la peste bovina, ya erradicado, y comenzó su propia evolución.

Realmente, la gran mayoría de los virus que conocemos hoy fueron grandes desconocidos hasta hace solo unas décadas. Virus como el de la gripe, el sarampión o la fiebre amarilla, capaces de poner en jaque los sistemas sanitarios, destrozar la economía de un país y provocar cierres de fronteras no fueron vistos realmente hasta que se tuvo la genial idea de aplicar el microscopio electrónico a la biología y a los microorganismos, aprovechando el enorme potencial de esta tecnología, que permite aumentar millones de veces el tamaño de las muestras para observar y poner cara a los agentes patógenos. Fue en la década de 1950 cuando los científicos pudieron ver por primera vez los virus y descubrir los secretos de su estrategia infecciosa.

El científico José Luis Carrascosa, uno de los mayores expertos en microscopía electrónica, recuerda las primeras veces que consiguió ver a los virus.

Con las primeras muestras se veían imágenes de sombras sobre un fondo difuso. Eran como unos granitos, pero, como no eran todos iguales, estaba claro que se trataba del material que se había puesto en el microscopio, los virus.

Y lo que los científicos vieron planteó dudas que siguen aún sin ser resueltas. El microscopio electrónico muestra la imagen de diminutas estructuras geométricas que se repiten de forma exacta. Son estructuras mucho más pequeñas que otros agentes infecciosos, como las bacterias, y aparentemente mucho más simples. Sin embargo, los virus tienen la capacidad de ser extremadamente contagiosos, se multiplican en el organismo y provocan una enfermedad grave en apenas pocas horas desde la infección, con una eficacia que parece provenir de una mente inteligente.

El virus del sarampión sabe muy bien cómo infectar. Es tan contagioso que se estima que de cada cien personas que se exponen a una persona con sarampión, ochenta acaban siendo infectadas. Y, aunque esta es la vía principal de contagio, el virus puede permanecer hasta dos horas activo en gotículas respiratorias suspendidas en el ambiente.

Se vio que los virus estaban utilizando la estrategia de la simetría que, con poca información genética, les permite construir estructuras muy grandes y muy complicadas. Fue un cambio conceptual muy importante: los virus son extremadamente complejos y eficaces, como demuestra su capacidad de crear enfermedades y provocar auténticos cataclismos.

En el caso del sarampión no existe reservorio animal, es decir, no hay un animal en el que el virus persista y luego salte al ser humano. El sarampión aparece cuando alguien lleva el virus a una población con baja inmunización a causa de un problema con las vacunas, como está sucediendo en la República Democrática del Congo.

A las pocas semanas de la detección de los primeros casos en Salamabila, el brote ha pasado ya a ser epidemia. Los datos confirman más de cinco casos a la semana en una misma área. Esta es la cantidad necesaria para que la epidemia sea declarada oficialmente.

Los equipos de MSF, responsables de valorar la situación y la capacidad de actuar en función de los presupuestos y la logística, han tomado ya la decisión. Hay que organizar una campaña de vacunación. «Los riesgos de no detener esta epidemia a tiempo son importantes», me asegura Liliana Palacios, referente médico de MSF para la República Democrática del Congo, República Centroafricana y Camerún.

Si no vacunamos, el virus podría extenderse a otros lugares, aumentaría la mortalidad. Además, por su contexto, en la zona hay mucha inseguridad y riesgo de desplazamientos de la población; los niños podrían refugiarse en la jungla estando enfermos, y esto tenemos que evitarlo porque, si lo hicieran, se dispararía la mortalidad.

A partir de este momento, comienza la gran carrera de obstáculos que hay que superar mucho antes de llegar a ponerle la vacuna a un niño. Para empezar, hay que convencer a las autoridades del país de que autoricen y colaboren en una campaña de vacunación propuesta por una organización ajena a su propio sistema de salud nacional.

Nos tenemos que coordinar con el Ministerio de Sanidad, con instituciones públicas y privadas y también con todos los actores de la zona, incluidos los grupos armados. Y, antes de poder llegar a vacunar, tenemos que seguir ingresando y tratando a los niños para reducir la mortalidad.

Miriam Alía ya está poniendo en marcha la enorme y complicada logística que incluye localizar cada caso para saber dónde hay que comenzar a vacunar en un área en la que no existen censos de población actualizados y el miedo a la violencia provoca que muchas familias vivan aisladas.

El trabajo de divulgación sanitaria, llegar a la población y explicarles los procesos de vacunación, es muy importante, porque ya hemos oído rumores de que hay gente que piensa que en lugar de la vacuna del sarampión vamos a utilizar una vacuna contra la COVID-19 que no está autorizada.

El equipo ha hecho un cálculo de población a la que vacunar que asciende a 97.000 niños y adolescentes. Necesitan conseguir esa enorme cantidad de vacunas y transportarlas en las mejores condiciones posibles a dos zonas de muy difícil acceso, Salamabila y Wamaza.

Necesitamos tener el stock de vacunas lo antes posible. Es verdad que estamos reduciendo la mortalidad gracias a la detección precoz de casos, el acceso al tratamiento, la vigilancia y el aislamiento de los niños pero, si no conseguimos establecer una línea preventiva, no va a parar nunca la cadena de transmisión.

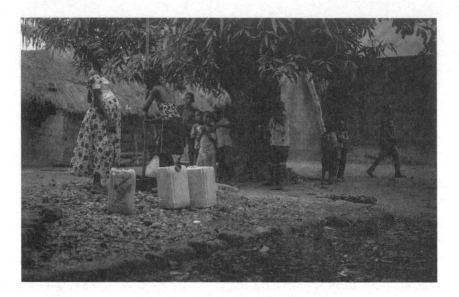

Salamabila. Imagen cedida por MSF.

El equipo trabaja desde la República Democrática del Congo con colaboradores sobre el terreno de España y de Bélgica. Pasan días intentando ganar tiempo hasta conseguir iniciar la campaña de vacunación, días claves en los que confluye el trabajo burocrático para obtener todos los permisos necesarios, la realización de viajes rápidos a la zona para reunirse con todos los actores implicados, la importante tarea de acceder a la población y convencerles de la necesidad de acudir a la vacunación y, cómo no, el transporte de las vacunas. También piden la colaboración de los medios de comunicación, especialmente la radio, gran aliada para llegar a todos los rincones de la vasta zona que hay que vacunar.

Todo está en marcha cuando dos grandes preguntas permanecen aún sin respuesta: ¿El gobierno les concederá el permiso? ¿Cómo conseguir las miles de dosis de vacunas necesarias en el menor tiempo posible?

Cuando hablo con Carmen, está trabajando para conseguir las vacunas.

Ahora mismo, el stock para el programa de vacunación regular es cero. Hay uno de urgencia que Unicef ha pasado ya al programa nacional pero, para poder utilizarlo, tienes que declarar una epidemia y hacer gestiones que pueden llevar más de un mes. Estoy intentando agilizar el proceso, pero nosotros ya hemos lanzado un pedido a escala internacional desde nuestra propia organización. Se espera que para toda la República Democrática del Congo nos lleguen 800.000 dosis. Nosotros podríamos tener acceso a 150.000, porque hemos visto que, si la situación continúa igual, va a ser bastante grave. Ahora mismo tenemos dos alertas y los equipos de MSF Bélgica están en tres zonas diferentes del norte del país vacunando también.

El tiempo corre en su contra. Ya hay más de doscientos niños afectados. Dos han fallecido. ¿Cómo puede esta vacuna ser tan eficaz para detener a un virus tan infeccioso?

Espera, te cuento

Jovencito, estás en las fronteras de la ciencia
La vacuna del sarampión

John F. Enders, científico del Hospital Infantil de Boston, Massachusetts, estaba convencido de poder lograr una vacuna contra el patógeno causante del sarampión. Era la década de 1950. Casi doscientos años antes, el médico escocés Francis Home había demostrado que el sarampión lo causaba un agente infeccioso que se encontraba en la sangre de los pacientes. Cuando Enders transformó su convicción en verdadero empeño, prácticamente todos los niños de Estados Unidos se infectaban de sarampión antes de alcanzar los quince años de edad. Cuarenta y ocho mil eran hospitalizados cada año y unos mil niños sufrían encefalitis como consecuencia de la enfermedad. Una media de quinientos pequeños terminaban falleciendo por complicaciones.

Enders tenía ya una enorme experiencia trabajando con virus. El mismo año que inició el trabajo para conseguir la vacuna del sarampión, recibía el Premio Nobel de Fisiología y Medicina junto a T. H. Weller y F. C. Robbins por haber conseguido cultivar el virus de la poliomielitis en distintos tejidos.

Para su nuevo gran descubrimiento, Enders necesitaba un gran fichaje, y la vida le trajo al joven médico Thomas Peebles, un enamorado de las vacunas que ni en sueños hubiera imaginado que estaría llamado a coprotagonizar este gran descubrimiento.

Estamos en 1954. Justo ese año y durante un brote en un colegio privado en Boston, Peebles consiguió permiso para recolectar muestras de sangre de los niños enfermos. A los niños les decía: «Jovencito, estás en las fronteras de la ciencia. Estamos tratando de cultivar este virus por primera vez. Si lo conseguimos, tu nombre entrará en nuestro informe científico del descubrimiento. Ahora esto te olerá un poco. ¿Estás listo?»

De todas las muestras conseguidas, pasó a la historia la del niño de trece años llamado David Edmonston.

Gracias a su muestra, los científicos consiguieron aislar el virus del sarampión, al que ya habían llamado MeV. Los científicos cumplieron su promesa. La cepa que obtuvieron posteriormente lleva el nombre del pequeño Edmonston y se utilizó para desarrollar dos vacunas que fueron autorizadas en Estados Unidos en 1963. Una de estas utilizaba el virus entero, pero inactivado y, la otra, con la virulencia atenuada.

Pero la fascinante historia de la vacuna del sarampión no terminó aquí. Pocos años más tarde, la vacuna fue mejorada gracias a la intervención del gran científico y médico conocido como «el hombre de las cuarenta vacunas», Maurice Hilleman, un gigante de la medicina, autor de cuarenta vacunas humanas y animales. De las catorce vacunas que se administran actualmente a los niños, nueve las desarrolló él. Una de ellas es la vacuna contra la parotiditis, la enfermedad que conocemos popularmente como paperas.

Hilleman consiguió aislar y preparar las bases para esta vacuna gracias a una muestra recogida de la garganta de su pequeña hija Jeryl Lynn, de cinco años. Cuentan las crónicas que, una noche, la niña lloraba afectada por la enfermedad y su padre, tras explorarla y detectar la zona más afectada, no dudó en salir corriendo al laboratorio para disponer de todo lo necesario para recoger una muestra. Su hija se recuperó de la enfermedad, pero dicen que el virus nunca se recuperó de ella y mucho menos de su paso por la casa de los Hilleman.

De este impresionante médico y científico surge la vacuna triple vírica, la fórmula que más se utiliza en muchos países para administrar la vacuna contra el sarampión junto con la de la rubéola y la de la parotiditis, la vacuna MMR.

Una dosis de esta vacuna, que se administra normalmente a los doce meses de edad, es efectiva contra el sarampión en un 93 %, un 78 % contra la parotiditis y un 97 % contra la rubéola. Con la segunda dosis, que se suele administrar entre los tres y los cuatro años, la eficacia alcanza el 97 % en el caso del sarampión y el 88 % en el de la parotiditis.

La vacuna que debe conseguir acabar con la epidemia de sarampión en Salamabila no tiene esta presentación. El equipo de MSF utilizará su campaña para intentar inmunizar a la población contra un buen número de enfermedades, aprovechando el contacto con unas personas que apenas tienen acceso a servicios de salud. Esto fue lo que me explicó Miriam:

Para nosotros es muy importante aprovechar cualquier campaña de vacunación reactiva, es decir, de respuesta ante epidemias, para incluir más vacunas. Porque vamos a sitios donde hay muchísimos niños que no reciben vacunas. Esta estrategia se basa en una guía de la OMS. Vacunamos contra el sarampión, pero también contra el neumococo y administramos la pentavalente (difteria, tosferina, tétanos, poliomielitis e infecciones producidas por Haemophilus influenzae *tipo b), y así cubrimos sarampión, todas las neumonías y la diarrea grave, que son las principales causas de mortalidad. Y, si además detectamos que están en pico de malaria, podemos hacer un cribado nutricional. Es decir, les damos un paquete preventivo completo.*

¿Cómo sería la vacuna perfecta para una organización que trabaja luchando por erradicar epidemias en cualquier zona del mundo, áreas sin recursos ni logística, con problemas de inseguridad, largas distancias y apenas equipamientos básicos? Miriam continúa:

La vacuna del sarampión necesita una cadena de frío. Además es muy sensible: una vez preparada, solo dura seis horas y pierde mucha eficacia si no se utiliza en la primera hora después de prepararla. Para nosotros, la vacuna perfecta sería una que no necesitara cadena de frío o que pudiera estar fuera de la cadena de frío mucho tiempo, como, por ejemplo, la vacuna contra el cólera. Que fuera una vacuna oral, en parches o con un sistema que no requiriera enfermeros, sino que pudiera administrarse con personal menos cualificado en aquellos lugares donde es imposible entrenar a este tipo de personal. Que la producción fuera suficiente, barata o a precio de coste para los países más pobres o las organizaciones humanitarias. Y, por supuesto, que fuera segura y eficaz, pero esto no es un deseo, ya que solo utilizamos ese tipo de vacunas, y si fuera como la vacuna de sarampión, que protege de por vida, pues ya objetivo conseguido.

Estamos ya cerca del mes de abril. El gobierno de la República Democrática del Congo acaba de aprobar la campaña de vacunación. Han pasado casi tres meses desde la aparición de los primeros casos. El equipo acelera la logística, se decide la fecha del inicio de la campaña en cada sitio, el número de niños por día y zona y el medio de transporte de las vacunas. Se distribuyen los mensajes ya redactados para que los difundan los medios de comunicación y lleguen a cada rincón, a cada casa. Los enfermeros y los promotores de salud de la organización han hablado ya con los líderes de la comunidad, las asociaciones de mujeres, los profesores de colegios y los líderes de opinión para que apoyen la campaña de vacunación. La aprobación de todos ellos es esencial para que tenga éxito. Se despliegan los mapas sobre la mesa para situar cada acción, medir las distancias y los tiempos de transporte dependiendo de si van en moto, si hay que llevarlas a pie o en piraguas. En esta campaña, un helicóptero se convierte en su gran aliado. Nada invita a la improvisación. El objetivo es vacunar a 97.000 niños mediante una campaña de vacunación masiva. El motivo no es tanto llegar a un gran número de niños, sino el hecho de que, si no se vacunan ahora, probablemente no tendrán más oportunidades de acceder a una vacuna en años o en toda su vida.

3

El poder de la convicción: la primera vacuna frente al nuevo virus SARS-CoV-2

¿Recuerdas esta escena de la película *Gattaca*? Dos hermanos se desafían a una carrera a nado. Uno es perfecto, genéticamente diseñado para alcanzar los mejores logros, la mayor belleza. El otro, cien por cien humano, está cargado de imperfecciones. Uno siempre ha estado en la cumbre de los logros; el otro, emocionándose y avanzando en la vida como el resto de los humanos: luchando.

Llega una de las escenas más emocionantes de la película, la carrera en el agua. En plena noche, los hermanos se retan en un mar de olas. El hermano perfecto da por hecho que ganará, que logrará, una vez más, ¡qué aburrimiento!, ser el primero. Pero la situación se transforma. El hermano perfecto empieza a sentir cansancio y sobre todo incertidumbre, no sabe cómo terminará todo. Así transcurre la escena:

—Vincent, Vincent, la orilla, estamos lejos.

—¿Te rindes?

—Estamos muy lejos.

—¿Quieres rendirte?

—No.

Y así, siguen dando brazadas hasta que el hermano perfecto, el diseñado genéticamente para triunfar, le pregunta al más vulnerable:

—Vincent, ¿cómo lo consigues? ¿Cómo has podido conseguirlo? Debemos volver.

—No, sigamos, estamos más cerca del otro lado.

—¿Qué otro lado? ¿Quieres que nos ahoguemos?

—¿Quieres saber cómo lo conseguí? Así es como lo conseguí: jamás me reservé nada para la vuelta.

Cuando Katalin Karikó empaquetó todo lo que tenía, vendió su coche y escondió el dinero en el osito de peluche de su hija para que no fuera detectado en la frontera al salir de Hungría, sabía que iniciaba un viaje sin ninguna garantía de regreso. La convicción de haber encontrado una vía totalmente novedosa de inmunización frente a un virus llevó a Katalin Karikó a mantenerse firme y luchar durante décadas a pesar de la incredulidad que su teoría generaba.

Katalin Karikó buscaba la oportunidad de demostrar que podemos inmunizarnos dando directamente a nuestras células instrucciones específicas, letra por letra, para que fabriquen partes del agente infeccioso contra el que nos queremos defender. Y la pandemia de COVID-19 se la dio.

Nacida en la ciudad húngara de Szolnok, Katalin Karikó buscaba grupos de investigación para desarrollar sus ideas fuera de Hungría. Intentó ir a Madrid, en concreto para unirse al equipo del científico Luis Carrasco del Centro de Biología Molecular Severo Ochoa. Como me comenta el propio científico: «La doctora Karikó intentó venir a mi grupo en la década de 1980, pero al final no fue posible, ya que en su país no le concedieron la beca y tuvo que buscar otros grupos de investigación.»

Karikó no se dio por vencida y decidió viajar a Estados Unidos. En aquellos años, estaba prohibido salir del país con divisas. Katalin, ya con una familia formada, vendió el coche familiar y, según cuenta en la entrevista concedida a Business Insider, «escondió el dinero en el osito de peluche de su hija Susan Francia, de dos años.

"Iba a ser un viaje solo de ida. No conocíamos a nadie allí"». La familia se instaló en Filadelfia y Katalin comenzó toda una sucesión de encuentros decisivos con otros investigadores, de apuestas por nuevas ideas, de pura y apasionante investigación básica, que han dado como resultado la tecnología que está detrás de las primeras vacunas aprobadas contra el virus SARS-CoV-2, las de ARN mensajero. Nunca antes se había utilizado esta tecnología en seres humanos.

La idea revolucionaria de Katalin Karikó, aplicada a la vacuna contra un virus, era utilizar un ARN mensajero diseñado artificialmente por el ser humano, con todas las instrucciones específicas para que nuestras células produjeran la protuberante y exagerada proteína que el nuevo virus SARS-CoV-2 exhibe en su superficie. Y, además, introducir esas instrucciones directamente en nuestras células, envueltas en cápsulas de lípidos, de grasa. Sin ningún otro mediador. En definitiva, diseñar un ARN para que actuara a la carta. Puede que no fuera la única científica en intentarlo, pero fue la primera que lo consiguió.

Espera, te cuento

¿Qué es el ARN mensajero y dónde está la revolución?

El ARN mensajero es una molécula esencial que viaja constantemente al interior de nuestras células, al núcleo, donde se encuentra, muy bien custodiada, la gran biblioteca de nuestra información genética. Todo lo que somos, desde el color de nuestro cabello, parte del carácter y la forma de enfrentarnos a la vida, los gestos que heredamos, las muecas, el diseño de nuestras cejas, la manera de caminar, las bonitas piernas, la buena o mala circulación sanguínea, nuestra predisposición al llanto, el color de los ojos, la predisposición a padecer algunas enfermedades o la resistencia frente a otras, está escrito en forma de instrucciones genéticas almacenadas en nuestra gran biblioteca. Miles de genes, libros y libros llenos de información, ordenados y empaquetados en veintitrés pares de cromosomas.

Pero las instrucciones se encuentran en estado latente, esperando que alguien las lea y las ponga en práctica, que pulse el botón de acción. Y esa es la gran labor de la frágil molécula del ARN mensajero: entrar en el corazón de nuestra esencia genética, buscar las instrucciones que necesita para cada acción, tomar nota de estas, incluso copiarlas, y salir chuleta en mano para dar las órdenes precisas y necesarias que permiten producir los elementos básicos de lo que llamamos vida, las proteínas. Gracias a este trabajo casi de correveidile, el ARN mensajero da instrucciones precisas a la maquinaria de las células para que fabriquen las proteínas que nos permiten respirar, ver, saborear, crecer, reproducirnos, pensar, emocionarnos. Por eso, al ARN mensajero se le llama la molécula de la vida.

La revolucionaria idea es engañar a nuestro organismo en este proceso. Diseñar en el laboratorio científico un ARN mensajero artificial, sintético, para que ordene a nuestras células fabricar algo muy distinto a las proteínas de la vida: queremos que fabriquen parte del virus contra el que nos vamos a inmunizar.

Empaquetamos las instrucciones, el ARN, en el interior de diminutas esferas, más bien nanopartículas de lípidos, de grasa, y las inyectamos. Las partículas llegan a las células e introducen las instrucciones siempre fuera del núcleo, que se mantiene intacto. Nuestro organismo no sabe distinguir si ese ARN viene o no de fábrica.

Obedece ciegamente a las instrucciones y comienza a producir la parte del virus que hemos elegido. En el caso del SARS-CoV-2, la proteína S que tiene en su superficie. El sistema inmunológico la detecta y reacciona frente al agente extraño desarrollando inmunidad específica contra el virus. Esta es la base de las vacunas de ARN mensajero.

Los científicos llevan creando ARN mensajero e inyectándolo en animales de laboratorio desde 1990, pero su idea fallaba en algo esencial: al reconocerlo como extraño, el sistema inmunológico reaccionaba provocando una inflamación desmesurada e incluso la muerte de los animales. Pero Karikó estaba tan convencida de su idea que buscaba la más mínima financiación para seguir investigando y encontrar una solución. Pasó décadas cosechando rechazos.

Un buen día, un encuentro inesperado de los que marcan la vida, dio el giro definitivo a su investigación. Delante de una fotocopiadora de la Universidad de Pennsylvania, Karikó se encontró con Drew Weissman, un científico que luchaba contra otro imposible: descubrir la vacuna contra el virus de la inmunodeficiencia humana, el VIH, que provoca el sida. Weissman venía de trabajar con Anthony Fauci, el director de los Institutos Nacionales de Alergias y Enfermedades Infecciosas y, tras escucharla, la fichó. Fue el encuentro decisivo.

Juntos consiguieron modificar la parte del ARN que provocaba la reacción dañina (un solo bloque de construcción del ARN, una letra o nucleósido llamado *uridina*) y calmar la fuerte reacción del sistema inmunológico para que no se produjera una gran inflamación. Esto ocurrió en 2005 y ese trabajo, apuestan muchos, podría recibir el premio Nobel de Química en el futuro. El día que lo publicaron suscitaron más críticas e incredulidad que reconocimientos. La historia de los grandes descubrimientos se repite.

Karikó y Weissman registraron una patente por su trabajo e, incluso, intentaron poner en marcha una empresa que no despegó, y aquí se halla el origen de las compañías que ahora han desarrollado las distintas vacunas de ARN modificado, mucho más emparentadas de lo que parece.

La Universidad de Pennsylvania vendió la patente a una compañía de suministros de laboratorio llamada Cellscript. En 2010, un grupo de investigadores de Estados Unidos fundó una empresa que compró los derechos. Su nombre: Moderna.

En Europa, en la misma época, una empresa alemana, BioNTech, fundada por dos científicos, Uğur Şahin y Özlem Türeci, un matrimonio de origen turco, adquirió varias de las patentes de ARN modificado de Karikó y Weissman para desarrollar vacunas contra un objetivo muy distinto: la lucha contra el cáncer. Años más tarde ficharon a Karikó. Sus compañeros de la universidad la advertían: «Pero si la empresa a la que vas no tiene ni web.» En la actualidad, Karikó es vicepresidenta de BioNTech.

En toda esta historia aún falta un nombre, un compuesto esencial en la fórmula para conseguir desarrollar la primera vacuna contra el SARS-CoV-2. ¿Cómo llega una gran compañía, una de las multinacionales farmacéuticas más importantes del mundo como Pfizer, a aliarse con una pequeña biotecnológica como BioNTech? ¿Por qué Pfizer apuesta por una tecnología que nunca se había probado en seres humanos frente a las decenas de vacunas de muy distinto diseño y más tradicionales que ya se estaban investigando en los laboratorios científicos?

La apuesta lleva el nombre de Katrin Janssen. La revista científica *Nature* la ha señalado como una de las diez personas que han dado forma a la ciencia en el año 2020. Ella fue la responsable de creer en la tecnología del ARN mensajero. Directora de la unidad de investigación y desarrollo de vacunas de Pfizer, tiene tras de sí una larga carrera de apuestas por vacunas que parecían destinadas al olvido y hoy ocupan los primeros puestos en la lista de las más vendidas del mundo, como la vacuna contra el virus de papiloma humano (Gardasil) o la gran vacuna neumocócica que consiguió mejorar en eficacia reduciendo las tasas de neumonía, las infecciones del torrente sanguíneo y la meningitis (Prevnar 13).

Cuenta la revista científica *Nature* que, unas horas antes de conocer los resultados de las pruebas esenciales, Katrin llamó a Uğur Şahin para compartir con él la experiencia vivida: «Independientemente de lo que nos digan los datos, quería hacerte saber que siempre fue un placer trabajar con vosotros». Horas más tarde, Katrin tenía los ojos llenos de lágrimas. La vacuna superaba el 90 % de eficacia. El día 8 de diciembre del año 2020, Margaret Keenan, una mujer británica de noventa años, se convertía en la primera persona en recibir la vacuna, a la que se bautizó con el nombre de Comirnaty. Habían pasado 330 días desde que Zhang Yongzhen había autorizado la publicación de la secuencia genética del SARS-CoV-2. Margaret Keenan hizo una sola declaración tras recibir el pinchazo: «Me siento privilegiada.»

La tecnología del ARN mensajero ha inaugurado una nueva era para conseguir inmunización contra agentes infecciosos y una nueva forma de luchar contra una larga lista de enfermedades, como el cáncer o la esclerosis múltiple.

4

Ébola: el instante en que todo cambió

Este planeta nuestro, bien pequeño, bien escondido en la maraña del universo, está habitado por más de siete mil millones de personas y la cifra sigue ascendiendo. Es el escenario ideal para la dispersión de agentes infecciosos, como los virus: un planeta diminuto, muy poblado y totalmente interconectado. Estos agentes infecciosos se extienden de un lugar a otro de nuestro mundo, viajando a través de personas y animales hospedadores o utilizando vectores que los transportan, como algunos tipos de mosquitos o garrapatas. En los últimos sesenta años, el número de enfermedades nuevas que aparecen en cada década se ha multiplicado por cuatro, la mayoría provocadas por virus zoonóticos, virus que saltan entre especies.

¿Cómo aparece una enfermedad nueva procedente de un virus animal? Viajamos a Guinea, a una pequeña aldea del sur del país de apenas treinta casas llamada Meliandou. Un virus se encuentra en el medio ambiente, en un animal hospedador como el murciélago, en el que puede vivir sin provocar enfermedad alguna, utilizando al animal como reservorio, el lugar donde permanecer activo. Ni vivo ni muerto, como son los virus.

Un día, un niño, jugando distraído, se acerca al árbol hueco en el que habitan los murciélagos. El pequeño apenas tiene dos años y el árbol está al lado de su casa. Los murciélagos son portadores de miles de virus, pero esta vez hay uno especialmente peligroso que aprovechará este encuentro único, totalmente excepcional, para saltar entre especies, del murciélago al ser humano, y provocar una enfermedad con más del 75 % de letalidad. El virus, que no afecta al murciélago, evoluciona y salta al ser humano, provocando en nuestra especie una grave fiebre hemorrágica.

Un virus puede hacer esa gran evolución, un impresionante cambio en sus características genéticas, en su identidad más profunda, en apenas unos meses. Los seres humanos necesitaríamos millones de años para experimentar esa transformación. Es como si una mañana, en el yacimiento de la Gran Dolina de la sierra de Atapuerca, en Burgos, un *Homo antecessor* se levantara harto de ser quien es, de tener que aceptar el momento de la evolución que le ha tocado vivir, cansado de tener tan poca esperanza de vida, de ser carroñero, cazador y caníbal, y decidiera soltar las piedras que utiliza como herramientas para convertirse en un ingeniero de computación cuántica, tener una esperanza de vida de ochenta y tres años y ser capaz de hablar cuatro lenguas: un salto evolutivo de novecientos mil años que un virus puede hacer en apenas unos meses.

El niño juega en el árbol, toca y se lleva a la boca todo lo que le rodea, se acerca e inhala los excrementos de murciélagos que se acumulan. Sea por inhalación, por contacto, por una mordedura o incluso jugando con el murciélago que sus hermanos han cazado, el pequeño, llamado Émile Ouamouno, se convierte en el paciente cero de un nuevo brote de Ébola. Sucedió en el año 2013.

Esta es la teoría que se cree más acertada sobre cómo el pequeño pudo infectarse, según las investigaciones realizadas por un gran equipo multidisciplinar de científicos del Instituto Robert Koch de Berlín, que publicó su trabajo en la revista científica *EMBO Molecular Medicine*. Entre los investigadores había veterinarios, ecólogos y la antropóloga especializada en zoonosis Almudena Mari Sáez.

El salto entre especies es en sí un momento excepcional. Para que ocurra, el virus tiene que estar activo en el vector y que justo pase por su lado una persona que se infecte. Es un momento muy extraordinario, pero que no puede surgir de la nada.

En la historia de las zoonosis, rara vez hasta ahora se había podido rastrear el salto entre especies y el recorrido que realiza el virus desde que está en un animal hasta llegar a la primera persona que infecta. El primer paso al que se enfrentaron los investigadores fue la búsqueda del animal de origen desde el que el virus saltó.

Empezamos de forma general buscando en los lugares donde la gente nos decía que había una relación predominante entre las personas y los animales sospechosos de ser vector del Ébola, los murciélagos, pero también algunos primates. Incluso preguntábamos en los pueblos por el tipo de animales domésticos que tenían.

El Ébola está asociado a un mundo de fábulas exóticas y, al intentar detectar el salto entre especies, se suele investigar a los cazadores que se adentran en la selva, imaginándolos en grandes hazañas que pudieran provocar un contacto estrecho entre seres humanos y animales salvajes potenciales portadores de virus. Pero la mirada de Almudena está bien entrenada observando las relaciones cotidianas entre humanos y animales, entre las que se incluyen los inocentes juegos infantiles.

Evidentemente entrevistábamos a cazadores y a la población que comercia con la carne de animales salvajes para saber qué animales cazaban y qué técnicas utilizaban tanto para la captura como para el despellejado y despedazado de la carne, el transporte, la venta, la transformación, los métodos de cocción y las personas a cargo de la cocina a fin de identificar una vía de contagio. Y lo realizamos con diversos tipos de personas: cazadores

tradicionales, profesionales y furtivos, que son casi todos los agri-
cultores y los niños.

La enorme experiencia de Almudena en la investigación de la fiebre de Lassa abrió un gran abanico de posibilidades sobre el origen
de esta epidemia de Ébola. Lassa es otra enfermedad hemorrágica de
África Occidental provocada por un virus que se transmite de los ratones *Mastomys natalensis* a los seres humanos, a menudo a través de
los niños y en el ambiente doméstico.

En la pirámide de los cazadores, es así cómo se ejercitan. Empiezan
de niños con animales pequeños. Así que comenzamos a hablar con
los niños, y durante esas entrevistas alguien dijo: «Ah, pues aquí
hemos tenido una colonia de murciélagos en un árbol.» Justo se que-
mó el árbol el día que el gobierno prohibió el consumo de carne de
murciélago. Y a partir de ahí empezamos a tirar del hilo.

El árbol, viejo y totalmente hueco, era una gran colonia de murciélagos. La zona en la que se encontraba, muy cerca de las casas, era
muy utilizada por las madres para dejar a los niños jugando mientras
ellas bajaban al río a lavar.

Lo que contaban los niños era que en el árbol había un panal de
abejas y miel, y una colonia de murciélagos Mops condylurus, *los*
que tienen la cola corta. Los murciélagos volaban un poco por todas
partes y los niños encendieron fuego, según sus versiones, para que
se fueran las abejas y poder acceder a la miel, pero el fuego quemó el
árbol y provocó la salida de una gran nube de murciélagos que la
gente capturó en sacos. Aunque a nosotros nos aseguraban que no se
los habían comido, porque el gobierno había puesto en marcha la
prohibición de comer animales de caza, la situación nos hizo pensar
que seguramente sí que los consumieron, porque todo el mundo ha-
bía ido con sacos para recogerlos y llevárselos a casa.

Por las noches, los murciélagos son más activos. Entraban y salían de las cabañas. Los niños tenían identificado ese punto de entrada y los atrapaban, les ataban unos hilos a las patas y a las alas y jugaban con ellos un rato hasta que se cansaban. Después los asaban y se los comían. Este pudo ser un modo de contaminación.

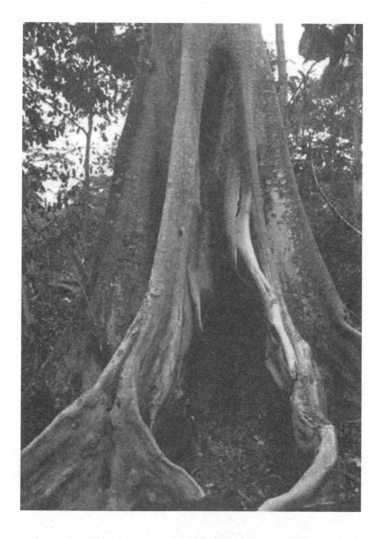

Fotografía del árbol hueco donde se localizaron los murciélagos infectados.
Instituto Robert Koch, Berlín.

Aunque el paciente cero era muy pequeño, según las investigaciones de Almudena, sus hermanos podían haber llevado el murciélago a la casa y el niño haber jugado con él o habérselo comido cuando estaba a medio cocer. El pequeño también podría haber inhalado los excrementos acumulados en el propio árbol mientras jugaba. Al entrar en contacto el niño pequeño con el murciélago, el virus del Ébola saltó entre especies.

Horas más tarde, el niño tenía fiebre, sangre en las heces y vomitaba. Falleció días después. Pero antes había transmitido el virus del Ébola a su núcleo familiar: a su hermana de tres años, su madre y su abuela. La matrona del pueblo que los visitaba también se contagió, y fue hospitalizada en una ciudad cercana de unos doscientos mil habitantes. Entonces fue cuando el virus aprovechó la cercanía con los seres humanos y comenzó a propagarse sin control. Primero fue un brote; luego se convirtió en una epidemia que terminó afectando a tres países: Guinea, Sierra Leona y Liberia, con casos en Nigeria, Estados Unidos, España, Mali y Reino Unido. Fue la mayor epidemia de Ébola de las que hay registro en toda la historia de este virus y provocó la muerte de más de once mil personas de las veintiocho mil infectadas. El virus causante fue el Ébola tipo Zaire.

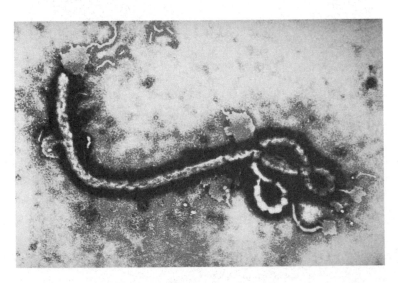

Virus del Ébola.

Aún quedan muchas preguntas sin resolver sobre esta epidemia. La primera, ¿cómo llegó el Ébola a Guinea? Nunca antes se había localizado un brote en esta región africana. Según la propia OMS, el cambio ecológico que ha vivido Guinea debido a la explotación de sus recursos naturales a través de la minería y la industria maderera ha producido una enorme deforestación que ha provocado que los murciélagos se acercaran a los asentamientos humanos.

La epidemia movilizó como nunca los recursos para luchar contra el virus en busca de una vacuna. El miedo de los países occidentales a que el Ébola traspasara fronteras lo hizo posible. España fue el primer país en registrar una infección local tras repatriar al misionero Miguel Pajares, contagiado en Liberia, para que fuera tratado en el Hospital Carlos III de Madrid con un suero experimental, el Zmapp. Días después, el padre fallecía de Ébola y un miembro del equipo médico, la enfermera Teresa Romero, resultaba contagiada. Los profesionales sanitarios son la población de mayor riesgo en los brotes de virus como el Ébola o el Marburg. La enfermera consiguió superar la enfermedad, pero este caso nos recordó lo poco preparados que estamos para hacer frente a la aparición de un virus de estas características.

Aunque siempre hablamos de «Ébola» de forma genérica, lo cierto es que hay varios virus que corresponden a esta denominación y hay una enorme diferencia entre estar infectado por uno u otro. Hay cinco variantes del virus del Ébola que llevan el nombre del lugar donde fueron aislados e identificados por primera vez, tales como Zaire, Sudán y Bundibugyo. Estos tres son los responsables de los grandes brotes que hemos visto hasta ahora solo en África Subsahariana. Una cuarta variante, el Tai Forest, se cree que solo ha producido un caso y una quinta variedad, denominada Reston, que está asociada a infecciones en animales en la zona del Pacífico. De todos estos, la especie *Zaire ebolavirus* (EBOV) es la más letal, con una tasa del 70-90 % si no se tratan los síntomas. También es el subtipo responsable de la mayoría de los brotes registrados. Hay brotes documentados desde la década de 1970, pero los científicos creen que el virus está siempre presente en niveles bajos en animales infectados con los que convive y que utiliza para extenderse.

La enfermedad que provoca en seres humanos es altamente contagiosa. El virus se transmite por el contacto directo con sangre, fluidos corporales y tejidos de animales. Utiliza todas las vías posibles para transmitirse e infectar: superficies contaminadas, instrumentación, la propia ropa que vestimos. Desde que entramos en contacto con el virus hasta la aparición de los síntomas pueden pasar de dos a veintiún días. Los síntomas son graves: desde fiebre, fatiga o dolor muscular, a vómitos, diarrea y complicaciones tan serias como la disfunción renal y hepática y, en algunos casos, sangrado interno y externo.

Pero, a diferencia de otros virus, como los respiratorios, este virus se puede aislar. Ha dado la cara y su tiempo de ser invencible, después de más de cuarenta años, ha terminado.

Los brotes de Ébola que han aparecido en el año 2021 se están erradicando con las primeras vacunas que acaban de ser aprobadas, vacunas que permiten, con un solo pinchazo, que una persona infectada pase de tener un 70 % de riesgo de fallecer a estar casi totalmente protegida. Pero, antes de sumergirnos en este hito científico, hay que hablar de otro enigma que ha planteado este virus para la comunidad científica, y la duda que ha provocado no es pequeña. Los científicos dan grandes pasos en sus investigaciones, pero los virus recorren sus propios caminos evolucionando con su personal concepto del tiempo, cambiando a la velocidad del relámpago. Recordemos lo que son: no están ni vivos ni muertos, evolucionan permanentemente, mutan y saltan entre especies.

Espera, te cuento

La nueva sorpresa

En febrero y en marzo de 2021, el Ébola ha vuelto a provocar brotes en África.

El primero se declaró en febrero en la República Democrática del Congo. Era el decimosegundo que sufría el país justo nueve meses después de haber sido erradicado el último. El virus ha vuelto a aparecer en la misma zona, en Kivu del Norte.

El segundo se ha declarado nuevamente en Guinea. Ambos brotes han levantado una nueva incógnita muy difícil de resolver sobre el comportamiento de este virus que da un giro al futuro control de la aparición de brotes. Vamos a verlo repasando el brote de Guinea.

Una vez aislado el virus y confirmado que el Ébola es el causante del brote, tres equipos científicos independientes han llegado a la misma conclusión: esta vez, el virus no ha saltado entre especies, de animales al ser humano. Lo que se han encontrado los científicos cuando han localizado el virus y lo han secuenciado, es decir, tras analizar sus características genéticas, es que se trata del mismo virus que afectó a la población hace seis años. ¿Dónde ha permanecido el virus, sin apenas evolucionar, todo ese tiempo? ¿Cuál ha sido esta vez el origen del brote de Ébola?

La revista científica *Science*, de la Asociación Americana para el Avance de la Ciencia (AAAS), ha realizado un recorrido por todos los sucesos acaecidos antes del brote y las investigaciones que han generado para llegar a una conclusión. Y el resultado ha sido toda una sorpresa para los que investigan el Ébola. El virus ha estado latente en una persona que había sobrevivido a la epidemia de 2013-2016.

El brote se detectó después de que una enfermera de cincuenta y un años, a la que se le había diagnosticado fiebre tifoidea y malaria, falleciera a finales de enero. Varias personas que asistieron a su funeral se infectaron, incluyendo miembros de su familia y un curandero tradicional que la había tratado. Cuatro de ellos murieron. Los investigadores sospecharon que el Ébola podía ser el causante de todas las muertes y, a principios de febrero, descubrieron el virus en la sangre del esposo de la enfermera. El 13 de febrero se declaró oficialmente un brote de Ébola, con la enfermera como posible caso índice.

Si estos descubrimientos se confirman, demostrarían que el virus ha sido capaz de estar años de forma latente en una persona que ha permanecido infectada sin saberlo. Es decir, el virus estaba en las células infectadas de la enfermera, pero sin multiplicarse. Algunos virus tienen esta capacidad: pueden permanecer «escondidos» durante años hasta que vuelven a activarse, multiplicarse e infectar provocando enfermedad. Pero esta característica era desconocida en esta familia de virus. «Esto es bastante impactante», reconoce en la revista científica *Science* la viróloga Angela Rasmussen, de la Universidad de Georgetown. «Los virus del Ébola no causan infecciones de larga duración como los herpes.»

«Los científicos sabían que el virus del Ébola puede persistir durante mucho tiempo en el cuerpo humano, como sucedió en Guinea en 2016, cuando un superviviente infectó a su pareja quinientos días después de haber sufrido la enfermedad», reconoce también a *Science* Eric Delaporte, especialista en enfermedades infecciosas de la Universidad de Montpellier, que ha estudiado a supervivientes del Ébola y es miembro de uno de los tres equipos que ha secuenciado el virus del brote de 2021. «Pero tener un nuevo brote a partir de una infección latente durante cinco años después del final de una epidemia es aterrador y nuevo.»

Almudena Mari Sáez comparte la misma impresión: «Yo diría que tiene un gran impacto para la salud pública y la salud global; creo que estamos lejos de poder imaginar lo que va a suponer este descubrimiento.»

Este descubrimiento puede cambiar nuestra forma de prevenir futuros brotes, sugerir la necesidad de iniciar una nueva vigilancia con pruebas en los supervivientes y estar más atentos a los movimientos entre países que pueden provocar desplazamientos inadvertidos del virus. Pero ya es muy difícil que volvamos a ver epidemias tan importantes de este virus. La aparición de la primera vacuna ha cambiado su historia. Es el principio de su final. Almudena ha vuelto a Guinea a trabajar y ya está vacunada contra el Ébola.

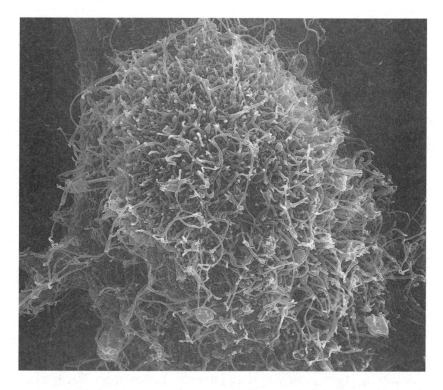

Con un aumento de 15.000X, esta microfotografía electrónica de barrido (SEM) muestra numerosas partículas filamentosas del virus del Ébola adheridas y brotando de una célula infectada. National Institute of Allergy and Infectious Diseases (NIAID).

La primera vacuna contra el Ébola más letal: el tiempo de ser invencible ha terminado

Parecería que para luchar contra un virus tan contagioso y con tan alta letalidad la vacuna que consiguiera proteger frente a su infección debería ser totalmente novedosa, con una tecnología distinta. Pero no. La primera gran vacuna contra el Ébola que, con un solo pinchazo, ha conseguido alcanzar un 89 % de eficacia a la hora de proteger frente a la infección del virus se basa en una tecnología clásica, la de las vacunas vivas, es decir, en escoger un virus vehículo-vector que no sea dañino para el ser humano, atenuar su capacidad de infectar y añadirle una parte del virus contra el que nos queremos inmunizar.

Así contado parece sencillo, pero detrás de esta técnica hay toda una historia para conseguir atenuar la capacidad de infectar de los virus e introducirles otras características.

Lo primero es recordar que las vacunas, a diferencia de la base química de la mayoría de los medicamentos, son productos biológicos. Joaquín Mateos, director médico de MSD en España y Portugal, la empresa que ha desarrollado la vacuna Ervebo contra el Ébola tipo Zaire, nos lo cuenta:

> *Es una ciencia desafiante y solo unas pocas vacunas, aproximadamente el 6 %, logran pasar del desarrollo inicial a su comercialización. Más del 70 % del tiempo de elaboración de una vacuna se invierte en controles de calidad. En condiciones normales, el desarrollo de una vacuna puede tardar hasta veinte años.*

La investigación la habían empezado años antes en Canadá científicos de la Agencia de Salud Pública del Laboratorio Nacional de Microbiología, que escogieron como vehículo-vector un virus que provoca la estomatitis vesicular. Joaquín Mateos continúa:

El propio virus de la estomatitis vesicular tiene poco o ningún efecto en los seres humanos. En la vacuna Ervebo, el virus de la estomatitis vesicular se ha debilitado y modificado para contener una proteína del virus del Ébola del tipo Zaire. La vacuna no contiene el virus en sí, sino solamente un gen del virus del Ébola, y por ello no puede causar la enfermedad. Tampoco brinda protección contra otros tipos de virus Ébola distintos del Zaire, ni contra el virus de Marburgo.

¿Cómo se puede atenuar la virulencia de un virus para poderlo utilizarlo como parte esencial de una vacuna? Virus contra virus. La historia nos lleva al principio de la década de los sesenta y a la vacuna oral contra la poliomielitis que desarrolló el virólogo Albert Sabin.

Jose María Almendral, catedrático de microbiología, lleva más de cuarenta años dando clases de virología en la Universidad Autónoma de Madrid. Así explica el principio de la atenuación:

Sabin introdujo un concepto muy importante en vacunación contra virus, que es la atenuación de las cepas. Coger una cepa virulenta de un virus y adaptarla a otra especie para atenuarla. ¿Cómo podemos hacerlo? Él lo consiguió cultivando el virus de la polio en células de otra especie en pases ciegos. Por ejemplo, partimos de un virus humano, lo pasamos a células de ratón o de primates un número de veces indefinido, y al cabo de esos pases, testamos la virulencia del virus resultante. Así se pudo comprobar que los virus evolucionan, cambian, algo que ahora es obvio, pero cuando Sabin introdujo esta técnica no se sabía. Y lo que Sabin desarrolló, en definitiva, fue el procedimiento de crear virus mutantes, virus que se adaptan mejor a otras especies. Científicamente se denominan virus mutantes de rango de hospedador. La vacuna Sabin contra la polio tuvo un éxito extraordinario. Se usa hoy en día, no ha sido superada por ninguna otra en la lucha contra este patógeno humano.

Si hemos partido de un virus humano, al final obtenemos una cepa atenuada para humanos, pero más virulenta para la especie a la cual la hemos adaptado. El principio de atenuación, llamado también vacunas vivas, *es otra de las alternativas útiles para vacunar contra virus.*

Esta técnica se desarrolló para la vacuna oral contra la poliomielitis y posteriormente contra otras enfermedades, como el sarampión, donde distintas cepas vacunales obtenidas a lo largo de décadas, dando pases ciegos en células (generalmente, fibroblastos de embrión de pollo), han conseguido confinar a este importante patógeno humano a zonas muy restringidas del planeta, en una situación próxima a la extinción.

Cuando ya tienen el virus atenuado, los científicos lo modifican para introducir la información de una parte del virus contra el que nos queremos inmunizar.

Las mediciones de anticuerpos se utilizan a menudo como prueba para predecir cuándo se puede esperar la protección de una vacuna.

Los ensayos clínicos han demostrado que la vacuna provoca una rápida respuesta de anticuerpos en catorce días después de una sola dosis. Su eficacia clínica fue respaldada por un estudio de vacunación en un grupo aleatorizado durante el brote de 2014-2016 en Guinea. En ese estudio, 3.775 personas en contacto cercano con casos diagnosticados de Ébola y sus contactos cercanos recibieron la vacunación inmediata. Ninguna de las personas vacunadas desarrolló enfermedad por el virus del Ébola diez o más días después de la vacunación.

El 12 de noviembre de 2019, la OMS precalificó por primera vez una vacuna contra el Ébola, validando su calidad, eficacia y seguridad. Hasta la aparición actual de la pandemia de COVID-19, este había sido el proceso de precalificación de vacunas más rápido jamás realizado por este organismo internacional. La situación de emergencia, como sucede ahora con la pandemia, provoca que agencias reguladoras, como la estadounidense, la europea o la propia OMS, que constituye el organismo de referencia para muchos países, revisen los datos de seguridad y eficacia a medida que disponen de la información que aportan las compañías e instituciones científicas, según van concluyendo los ensayos clínicos.

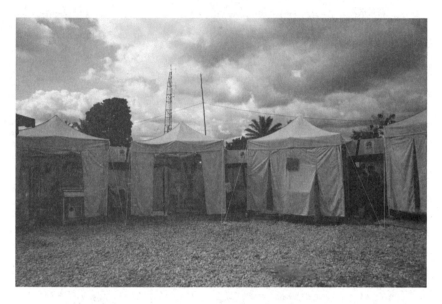

Almacenamiento de las vacunas contra el Ébola preparadas para ser administradas. Imagen cedida por MSF.

A partir de este momento, todos los organismos de las Naciones Unidas y la Alianza Mundial para la Inmunización y la Vacunación (GAVI) pueden adquirir la vacuna para los países en situación de riesgo sobre la base de esta recomendación. El anuncio de la OMS se producía apenas cuarenta y ocho horas después de la decisión de la Comisión Europea de conceder una autorización condicional de comercialización de la vacuna, siguiendo la recomendación de la Agencia Europea del Medicamento (EMA).

Los efectos de la vacuna no se han hecho esperar. El día 3 de mayo de 2021, la OMS declaró erradicado el decimosegundo brote del Ébola en el este de la República Democrática del Congo, gracias a la utilización de una vacuna. Actualmente, en Guinea también se está empleando, y el brote fue erradicado en el mes de junio. Lo sabe muy bien Almudena que, esta vez vacunada contra el Ébola, ha estado trabajando en Guinea.

El Ébola es ya una enfermedad diferente. Una de las dificultades del control de la enfermedad es que todo el mundo está traumatizado por lo ocurrido en 2014, por la epidemia en la que todo el mundo moría y ahora no. Nos protegemos con la vacuna, se han desarrollado tratamientos, los centros están mucho más humanizados. Pero este trauma y esta idea de que el Ébola es una enfermedad que mata de esa manera tan horrible (lo cual fue cierto en el pasado) hace que la gente no te crea cuando les dices que si vas al hospital con los primeros síntomas te pueden dar un tratamiento, y que existe una vacuna. En este último brote ha habido muy pocos casos entre la gente vacunada. La diferencia con la vez anterior es exponencial, muy grande. Diría que lo único que hace falta es trabajar mejor la comunicación, ya que hay muy poca gente que sabe que ya existe una vacuna efectiva al 89 %.

En enero de 2021 se produjo la aprobación comercial completa. El virus había permanecido invencible cuarenta y cuatro años, desde su descubrimiento en 1976.

Mientras escribo estas líneas hay millones de virus en la naturaleza evolucionando para abandonar el mundo animal y convertirse en virus que afectan a la salud humana. Solo algunos, muy pocos, lo consiguen. Y contra algunos de estos necesitamos ayudar a nuestro sistema inmunológico para que no nos hagan excesivo daño, ni a nosotros ni a nuestro entorno. Crear una barrera invisible de inmunidad. En esta batalla invisible entre inmunidad y agentes infecciosos entran en juego nuestras mejores aliadas, las vacunas.

Llevamos décadas buscando una vacuna contra los virus del Zika y el dengue, y más de treinta y seis años luchando por encontrar una vacuna frente al virus de la inmunodeficiencia humana que provoca el sida. Pero el Ébola ha dejado de ser invencible.

5

La batalla de la inmunidad contra los agentes patógenos que nos infectan

La radio es una gran aliada en muchos países y áreas de África a la hora de informar a la población y lanzar mensajes relacionados con la salud. Estos días, en Salamabila, en Wamaza, las emisoras están anunciando la campaña de vacunación contra el sarampión para que el mensaje llegue a todas las casas de la zona. El equipo sanitario quiere conseguir que noventa mil niños y niñas acudan a vacunarse.

> Tangazo kwa watu wote / *Anuncio a todas las personas*
> *Papás, mamás, queridos habitantes. Como ya sabéis, el sarampión es una enfermedad muy contagiosa que mata a muchos niños si no son tratados a tiempo. Hasta el 22 de marzo, MSF ha recibido 158 casos de sarampión y, entre ellos, dos han muerto.*

Allí donde no llega la radio, los propios encargados de la salud comunitaria son quienes, acompañados de altavoces, recorren la zona buscando a familias con niños para que vayan a vacunarse.

Ya suluba ama watu ambao wana usika ni watoto wa umri ya myezi sita (6 mois) mpaka myaka kumi na ine (15 ans) / *Traiga a sus hijos de seis meses a quince años para la vacunación contra el sarampión. Vacunar es amar. Vacunar es proteger. La vacunación es un derecho del niño y un deber de los padres.*

«Nuestro objetivo no es solo impulsar la campaña, sino también responder a las posibles dudas y preocupaciones de los habitantes y hacer frente a los rumores que puedan existir sobre la vacunación», me explica Guillaume Muzaliwa Bisimwa, promotor jefe de salud, desde Salamabila. La aparición de la pandemia de la COVID-19 ha aumentado los rumores sobre el verdadero propósito de la campaña frente al sarampión. A pesar de las distancias y la falta de acceso a la salud, las redes sociales sí están presentes entre la población y han inundado la zona con rumores asegurando que la vacunación no es para detener el sarampión ni la COVID-19, sino para matar a los niños.

«La gente desconfía de las vacunas contra la COVID-19. Incluso ha habido días en los que, tras anunciar las primeras cinco provincias por las que iba a comenzar la vacunación, ha cundido el pánico y las madres y los padres han ido a llevarse a sus niños de los colegios por miedo a que les vacunasen», me cuenta Carmen Terradillos, desplazada a la base principal desde donde se organiza toda la campaña.

Por eso, los equipos recorren pueblos y aldeas explicando casa por casa la necesidad de vacunar a los niños y la urgencia de hacerlo para evitar que enfermen.

«Un día fuimos alertados de la aparición de un niño con síntomas y fuimos a hablar con la familia, que al principio se había negado a ir al hospital. Mientras estábamos explicándole la situación a la madre, el hermano nos dijo que trabajaba en un área donde ya se habían identificado casos de sarampión. Llegamos a la conclusión de que fue él quien trajo el sarampión a su familia, y quizá también al pueblo», continúa contando Guillaume Muzaliwa Bisimwa durante la reunión que hemos organizado con todos los promotores de salud para que me cuenten el día a día de la campaña.

Cuando preguntamos a la madre si daba algún tratamiento a sus hijos, nos dijo que utilizaba la medicina tradicional de la aldea, basada en plantas variadas y semillas de cacahuete. Al final conseguimos convencer a la familia para que nos permitiera llevar a sus hijos al hospital y darles el tratamiento necesario, así como la vacuna.

El equipo quiere contactar con muchas familias que viven recluidas en sus áreas, autoabasteciéndose gracias a la agricultura y sin relacionarse apenas con el resto del mundo. Ya en plena campaña de vacunación, Gervais Kassa me sigue contando:

Los desplazamientos entre los pueblos son a menudo imposibles, porque estamos en una zona controlada por grupos armados. Los habitantes de los pueblos no suelen salir de sus casas a fin de evitar situaciones complicadas. Pudimos hablar con personas que se habían arriesgado a viajar hasta aquí desde las zonas de peligro, y nos contaron que muchos niños habían muerto incluso antes de llegar al centro.

La estrategia de MSF es realizar campañas multi-antígeno, que incluyen varias vacunas, y aprovechar cualquier oportunidad para vacunar y recuperar a niños y niñas que no han sido inmunizados a tiempo y no han completado la vacunación en su primer año de vida, con lo que así completan los calendarios, aunque sea con retraso. Gervais Kassa Bemwizi continúa:

La gran mayoría de los habitantes de esta región son musulmanes. La poligamia está permitida y es la razón por la que las familias son tan numerosas. Los hombres suelen tener una o más esposas, y en cada hogar suele haber entre ocho y diez niños. Por este motivo, la zona es considerada «superpoblada».

David Namegabe Bisimwa, responsable de las actividades médicas del equipo, me sigue contando:

Además de casos de sarampión, también hemos visto muchos casos de malaria, que está batiendo récords en la zona, y desnutrición en niños de entre seis meses y cuatro años. Los niños son las principales víctimas de estas enfermedades, además de sufrir infecciones, problemas respiratorios y diarreas. Pero también son graves los casos de violencia sexual en los pueblos. En el pueblo donde estuve ayer, hablé con tres mujeres que habían sido violadas la semana pasada por los grupos armados. Esta es la situación diaria que nos encontramos en la población.

Líderes religiosos, profesores, todos los actores posibles se unen para ayudar a localizar los casos y convencerlos para que se vacunen. «En esta época comienza el Ramadán y puede tener un gran impacto en la vacunación. Hay un porcentaje alto de población musulmana», me comenta Carmen Terradillos.

Vamos a vacunar a la población de hasta quince años, y los niños y las niñas practican el ayuno desde los doce. Tenemos que buscar a todos los imanes para que nos acompañen, contar con todas las autoridades para que la vacunación funcione, informarles y conseguir que estén de acuerdo en hacer llegar la comunicación a toda la población. Necesitamos su apoyo para convencerles.

Las vacunas ya están en la zona. Miles de dosis tienen que ser transportadas a todas las áreas, muchas de difícil acceso. David Namegabe Bisimwa me explica cómo lo hacen:

Utilizamos un helicóptero para transportar las vacunas desde el origen hasta el centro sanitario, donde tenemos una cadena de frío que organizamos a través de frigoríficos que se mantienen con generadores. Luego las llevamos a las aldeas en pequeñas neveras montadas en motos, y cuando no podemos llegar por esta vía, tenemos que transportarlas a pie a través de la selva.

A pesar de que la población tiene poco acceso a la salud y a las campañas informativas, curiosamente no hay un especial rechazo a la vacunación. Sin embargo, los padres suelen tener miedo de los efectos secundarios y las repercusiones que la vacuna puede tener en sus hijos.

«Hay algún grupo en uno de los proyectos regulares que no está de acuerdo con la vacunación, pero no porque sea una vacuna, sino porque es inyectable. Todo lo que sea oral, como, por ejemplo, la vacuna contra la poliomielitis o los rotavirus, no hay problema, pero con toda la medicación pinchada tienen algún problema, y esto es algo que nosotros trabajamos con ellos», me cuenta Miriam.

El reto de convencer a miles de familias es enorme. La campaña ya ha comenzado, y cada día cuenta.

Todavía no sabemos exactamente cuándo y cómo acabará esta epidemia. Sería muy esperanzador poder seguir vacunando durante otras dos o tres semanas y conseguir llegar a un 85 % de la población.

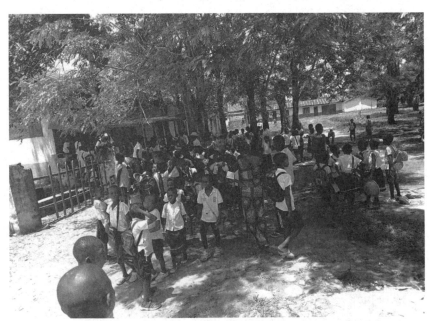

Punto de vacunación en el área católica de salud, en el centro de Wamaza.
Imagen cedida por MSF.

Las vacunas de esta campaña han sido suministradas por la propia organización MSF. Otros modelos de ayuda intentan colaborar con los gobiernos de los diferentes países para que avancen en el desarrollo de vacunas. Así nació GAVI, la Alianza Mundial para la Inmunización y la Vacunación, un fondo fiduciario creado en el año 2000 que tiene como objetivo mejorar el acceso a las vacunas en los países en desarrollo, especialmente para los niños. Esta alianza se compone de entidades públicas y privadas, incluidos gobiernos, organismos como la OMS, Unicef o el Banco Mundial, empresas farmacéuticas, sociedad civil y fundaciones filantrópicas, como la Fundación Bill and Melinda Gates, uno de los miembros fundadores de GAVI. La asociación busca modelos para financiar y abastecer de las vacunas necesarias para los niños menores de cinco años en los setenta y dos países considerados de renta baja. La organización no solo supervisa que las vacunas lleguen a su destino, sino que se administren a quienes las necesitan.

Entre los miembros de su equipo directivo está Rafael Vilasanjuan.

El modelo es el siguiente: los setenta y dos países de renta baja tienen las vacunas necesarias para mantener una vacunación rutinaria garantizada por GAVI, que entrega las vacunas a los gobiernos a cambio de que estos inviertan cada vez más en inmunización. GAVI suministra la vacuna, participa en la logística de su distribución y va retirando la ayuda a medida que el país va mejorando el nivel de desarrollo, porque se entiende que la vacunación, la inmunidad, es el mejor ejercicio coste-eficacia para que un país consiga un cierto nivel de desarrollo.

El objetivo es que los gobiernos establezcan los mecanismos necesarios para terminar responsabilizándose de sus propias campañas de inmunización, que el país evolucione y GAVI pueda dejar de suministrar las vacunas. El apoyo financiero de GAVI se elimina gradualmente a lo largo de cinco años. Al final de este período, los países deberán autofinanciar plenamente sus programas de vacunación. A principios de 2020, un total de dieciséis países, entre los que se encuentran Angola, Armenia, Bután, Mongolia, Bolivia, Cuba, Georgia, Honduras o Indonesia, han hecho la transición, según fuentes de la organización.

Pero, curiosamente, cuando el país mejora, deja de recibir las vacunas y muchas otras ayudas de organizaciones internacionales que pueden complicar nuevamente su situación.

Cuando un país supera el período de ayudas de GAVI, normalmente también lo hace gracias a las ayudas del Banco Mundial; normalmente también supera, aunque un poco más tarde, el programa de ayuda de los fondos mundiales para el sida, la tuberculosis y la malaria (The Global Fund). En ese momento, un país de estas características que empiece a tener muchos problemas de salud, si no ha invertido y preparado muy bien su sistema sanitario, se encuentra con un vacío tremendo, porque los créditos que antes tenía por tener una renta baja ya no le van a llegar. En el Banco Mundial, lo que antes conseguía gratis ya no lo consigue sin pagar, y se reduce todo el apoyo que recibía; este es uno de los problemas a los que muchas organizaciones multilaterales tendrán que hacer frente en el futuro, incluido GAVI.

Y ese problema también existe para la compra de vacunas. El país debe enfrentarse a la negociación de los precios sin el paraguas de una gran organización que puede conseguir vacunas a bajo precio gracias al gran volumen de compra, aunque Rafael me comenta que GAVI interviene para intentar conseguirlo.

La COVID-19 ha cambiado el modelo de negocio de las vacunas. Hasta ahora no eran la principal fuente de ingresos de los laboratorios farmacéuticos, el principal campo de batalla de las grandes multinacionales, y ahora sí lo es. Por eso, el mercado va a ser más complejo y se va a tener que trabajar mucho más.

Desde su creación, la alianza ha conseguido la vacunación de más de ochocientos millones de niños, pero el propio Rafael reconoce que este modelo no permite, por ejemplo, cubrir las desigualdades que se producen dentro de la población de un mismo país.

El modelo de GAVI está excesivamente dirigido por indicadores económicos, es decir, se dirige a un país en función de su índice de pobreza. Por lo tanto, tiene en cuenta el producto interior bruto (PIB) como baremo para decidir enviarle vacunas, porque su capacidad financiera para comprarlas es menor. En cambio, no mide el nivel de desigualdad y, por lo tanto, a lo mejor hay bolsas de población a las que no se llega porque han superado el programa o porque ni siquiera estaban entre los países de PIB bajo, y a esos países se les complica la posibilidad recibir subvenciones.

¿Por qué necesitamos vacunarnos?

En la naturaleza hay identificadas más de mil cuatrocientas especies de agentes infecciosos que son patógenas para los humanos, es decir, que pueden provocarnos enfermedades. Entre estas hay virus, pero también hongos, bacterias o parásitos, verdaderos enemigos que nos atacan a diario con la amenaza de hacer daño a nuestro organismo.

Pero los seres humanos contamos con la mayor de las defensas frente a la mayoría: nuestro gran sistema inmunológico, una compleja estructura preparada para defendernos frente a muchos más agentes patógenos de los que realmente nos infectarán a lo largo de la vida.

«Tenemos defensas contra miles de millones de microbios, aunque no nos infectemos, es decir, que las defensas se producen en nuestro cuerpo, aunque nunca exista infección. Todos tenemos defensas para todo: para virus, bacterias, hongos y grandes parásitos. Están preparadas para todo lo que nos pueda infectar a lo largo de la vida», me explica Alfredo Corell, inmunólogo, catedrático y compañero de tertulias en el programa La Sexta Noche, el programa de televisión que desde el inicio de la pandemia incluyó en *prime time* una mesa técnica para aclarar los principales conceptos de la emergencia que estamos viviendo.

Nacemos con un sistema inmunitario muy primitivo, y en los primeros meses de vida desarrollamos las defensas, por eso es tan habitual que los niños en esa etapa tengan «muchos mocos», como decimos continuamente. Esto es porque están entrenando sus defensas para el resto de la vida. Normalmente, durante el primer año de vida, máximo dos, se crean todas las defensas para toda nuestra vida.

Nuestra calidad de vida, la calidad de los alimentos que tomamos y hasta el aire que respiramos ayudan a un buen control de las infecciones, pero no siempre conseguimos controlar los patógenos que causan brotes, epidemias y, en el peor de los casos, como el actual, pandemias. José María Almendral habla sobre los factores que favorecen las infecciones:

La inmensa mayoría de las infecciones no se controlan con vacunas, sino con medidas sociales, por ejemplo las infraestructuras. Es especialmente importante la calidad del agua, es decir, que esté canalizada, tratada y separada del agua residual. También es fundamental todo aquello que tiene que ver con el bienestar: la disponibilidad de espacios públicos, la calidad del aire, los valores educativos, la profilaxis, la desinfección y una cultura integral de la higiene que incluya el control de insectos. Además de todo esto, la calidad de los bancos de sangre, la profesionalidad en los hospitales, el cuidado de la salud integral y la calidad y el equilibrio de la nutrición son los valores más efectivos para controlar la mayoría de los microbios, incluidos los virus. Cuando cuidamos todos estos aspectos, nuestra inmunidad innata, con la ayuda de la subsecuente inmunidad adaptativa, controlará la mayoría de las infecciones. Estas son las barreras esenciales que día a día nos protegen de los microbios. Pero cuando todo esto falla frente a un patógeno de especial virulencia y no tenemos otra forma de pararlo, se impone la necesidad de disponer de una vacuna.

Entonces, ¿por qué tenemos que vacunarnos contra algunos agentes infecciosos y contra otros no? Le pregunto de nuevo a Alfredo Corell.

En general, nos vacunamos contra infecciones que pueden ser letales o que pueden dejar secuelas muy graves en la población y también contra algunas infecciones que son muy transmisibles. Un ejemplo muy claro es la viruela. En su época de mayor impacto, el virus provocaba hasta un 30 % de muertes. Era una enfermedad muy contagiosa y las personas que no fallecían quedaban con la piel deforme, con marcas y cicatrices muy grandes.

Por el contrario, no nos vacunamos contra el contagioso virus que produce la conjuntivitis o frente a los resfriados comunes de invierno, porque estas enfermedades normalmente se superan sin secuelas. Tampoco nos vacunamos contra infecciones que vamos a tener con muy poca frecuencia, como la salmonelosis.

La decisión de vacunar contra algunas enfermedades en concreto también viene determinada por el impacto de la enfermedad en cada país. La inmunóloga y viróloga Margarita del Val es un referente para todos en esta pandemia, y también es un referente para mí como científica desde hace muchos, muchos años. Antes de la pandemia fue compañera de las deliciosas tertulias *Ciencia con chocolate* que organizaba con su marido, el también científico Enrique de la Rosa. Margarita me ofrece un claro ejemplo con vacunas que se utilizan en España:

Nos vacunamos contra aquellos agentes infecciosos que circulan en nuestro país. En el caso de España, no nos vacunamos contra la rabia, porque no hay rabia en la península, aunque sí que la hay en Ceuta y Melilla, que forman parte del continente africano. No nos vacunamos contra algunas enfermedades que no causan fallecimientos, como sucede con el rotavirus, que causa diarrea en los niños. En España, cuando un bebé tiene diarrea se deshidrata un poco, pero al ser atendido por el sistema sanitario, se le rehidrata y no pasa nada. Por este motivo, todavía no se ha implantado la vacuna, ya que los niveles de beneficio y riesgo de introducir una nueva vacuna son muy similares.

Sin embargo, por ejemplo, sí es necesaria esta vacuna en Estados Unidos, un país no demasiado alejado de nosotros, pero en el que sí se producen muertes por rotavirus.

No todas las vacunas que se diseñan demuestran ser eficaces y tener la capacidad de protegernos contra la enfermedad y de reducir su incidencia en las personas que la reciben. En ocasiones, la vacuna no consigue el mínimo de eficacia que se exige para demostrar que sus beneficios son superiores a los posibles riesgos. A veces, el problema puede venir por la dificultad de hacer ensayos en la población a gran escala para medir sus resultados, como sucede con la meningitis B.

Es una enfermedad muy grave, pero infrecuente. Por eso, la vacuna no está incluida en el calendario. No se han podido hacer ensayos clínicos porque la frecuencia en España es alrededor de un caso entre doscientos mil habitantes, y sigue bajando.

Tendríamos que vacunar a veinte millones de bebés para hacer un ensayo clínico con el que pudiésemos concluir que la vacuna funciona. Esto se sustituyó por una especie de ensayo clínico que consistió en vacunar durante varios años a todos los bebés nacidos en Reino Unido. Pero si vacunas a todos los niños, no cuentas con un grupo control, que es el que te permite crear modelos matemáticos que indiquen qué hubiera ocurrido si no se hubiese vacunado a nadie y, al final, las conclusiones a las que se llega tienen unos coeficientes de incertidumbre muy altos. Son vacunas muy difíciles de implementar.

Tras el desarrollo de las vacunas actuales frente al SARS-CoV-2, que, en la mayoría de los casos, se administran en dos dosis para completar la pauta, existe la posibilidad de que tengamos que volver a vacunarnos con una nueva dosis. Este aviso se lanza a la población casi cada vez que aparece una variante que pueda amenazar la eficacia de las vacunas.

Pero, realmente, ¿qué sabemos acerca de la duración de la inmunidad que producen las vacunas? ¿Por qué con unas vacunas necesitamos recibir un recuerdo y con otras no? Alfredo Corell nos da la respuesta:

La memoria que producen las vacunas o las infecciones no es eterna. Y hay otro problema añadido: el envejecimiento. A medida que nos hacemos mayores, nuestro sistema inmunitario va perdiendo fuerza, y no solo para contestar a una infección, sino que pierde fuerza de memoria. Es muy habitual que en la tercera edad haya que inyectar un recuerdo del tétanos, por ejemplo, porque, aunque es una vacuna que se da en los primeros años de vida, puede perderse con los años. El sarampión, por ejemplo, es una vacuna que funciona muchísimos años, pero no es descartable que de pronto un anciano tenga sarampión por haber perdido la memoria inmunológica.

Un caso claro de vacuna anual es la de la gripe, que se aconseja administrar en personas mayores, personal médico, mujeres embarazadas o personas con enfermedades previas, como la diabetes, o con defensas bajas debido a tratamientos médicos u otros motivos. Margarita del Val asegura:

No sabemos hacer vacunas contra virus que varían mucho dentro de cada persona. Contra el coronavirus actual pensábamos que sí íbamos a poder desarrollar vacunas, porque varía poco. Contra la gripe hacemos vacunas que no son tan eficaces, porque el virus varía diez veces más. El sida varía cien veces más que el coronavirus, y el virus de la hepatitis C mil veces más. Con el sida y la hepatitis C hemos fallado y por eso trabajamos con antivirales. Pero, en el caso de la gripe, el problema es que las vacunas no son muy buenas y una parte de los virus se escapan. Por lo tanto, puede variar lo suficiente como para escapar de la inmunidad de un año a otro. Por este motivo, lo que hay que hacer es ponerse en marcha y crear una vacuna buena y que sea para siempre.

La tosferina o pertussis es una infección bacteriana muy contagiosa que ocasiona una tos fuerte seguida de una inhalación de aire estridente que suena como el «aullido de una fiera», de ahí su nombre. Esta enfermedad nos recuerda la necesidad de conseguir vacunas que duren muchos más años sin provocar fuertes reacciones adversas.

Teníamos unas vacunas contra la tosferina muy potentes, sin embargo, producían una gran reacción. Por este motivo, hace veinticinco años se desarrolló otra vacuna más sencilla que, según los ensayos clínicos, era igual de potente a corto plazo que la primera, pero no provocaba esa reacción tan fuerte, y esta nueva vacuna sustituyó a la anterior.

Tras más de veinte años desde su implantación, comenzaron a aparecer casos de tosferina en bebés en todo el mundo. Los niños desarrollaban los síntomas en los dos primeros meses de vida, antes de recibir la dosis, y se produjeron varios fallecimientos. Analizando estos casos, se descubrió que la vacuna solo duraba veinte años, de manera que las madres que hacía más de veinte años que habían recibido la vacuna ya no tenían inmunidad y no podían transmitir anticuerpos a los bebés a través de la placenta o de la lactancia. Por lo tanto, los niños no estaban tan protegidos.

Entonces, ¿qué se ha decidido? Se vacuna a las madres en el último trimestre de embarazo a fin de reforzar su inmunidad. No podemos volver a la vacuna anterior, ahora no sería aceptable, pero al volver a inmunizar a las madres protegemos a toda la población vulnerable, los bebés. Hay muchísimas estrategias de vacunación muy particulares, estrechamente asociadas a cada situación concreta.

Ante la aparición de una enfermedad infecciosa, como la COVID-19 o el sarampión, la vacunación y el desarrollo de la inmunidad natural consigue la llamada inmunidad colectiva o de grupo. Esta inmunidad colectiva varía mucho en función de cuál sea el agente infeccioso y los porcentajes nunca son fijos, pero nos dan una idea de lo importante que es conseguir altas tasas de vacunación para lograr minimizar el impacto de un agente infeccioso.

El número reproductivo básico es el número promedio de nuevas infecciones generadas por un caso determinado a lo largo de un período infeccioso. Se utiliza para estimar la velocidad con la que una enfermedad puede propagarse en una población.

Enfermedad	Transmisión	Número reproductivo básico (R_0)	Umbral de inmunidad colectiva
Sarampión	Gotitas respiratorias y partículas en aerosol	12 – 18	92 – 95 %
Tosferina	Gotitas respiratorias y partículas en aerosol	12 – 17	92 – 94 %
Difteria	Saliva	6 – 7	83 – 86 %
Rubéola	Gotitas respiratorias	6 – 7	83 – 86 %
Viruela	Gotitas respiratorias y partículas en aerosol	5 – 7	80 – 86 %
Poliomielitis	Ruta fecal-oral	5 – 7	80 – 86 %
Parotiditis	Gotitas respiratorias	4 – 7	75 – 86 %
SARS	Gotitas respiratorias y partículas en aerosol	2 – 5	50 – 80 %
Ébola	Fluidos corporales	1,5 – 2,5	33 – 60 %
Influenza (gripe)	Gotitas respiratorias y partículas en aerosol	1,5 – 1,8	33 – 44 %

Umbrales de inmunidad de rebaño de enfermedades prevenibles por vacunación.

6

May the force be with you: que el sistema inmunológico te acompañe

Alfredo Corell ha conseguido explicar el funcionamiento del sistema inmunitario como si se tratara de un capítulo de *La guerra de las galaxias, y se ha* convertido en tendencia.

Cuando comenzó el confinamiento recibía muchas solicitudes de los medios de comunicación pidiéndole que explicara en tono divulgativo conceptos básicos de inmunología. Ante la falta de medios a su alcance, comenzó a utilizar los elementos que tenía en casa, exprimiendo su imaginación para construir unos personajes que ahora ya forman parte de su vida, verdaderos aliados en sus apariciones.

Cuando me propusieron explicar el sistema inmunológico de modo comprensible pensé en utilizar elementos que fueran conocidos por mucha gente. En casa tenemos un ajedrez con cuarenta y ocho piezas de Star Wars, *de resina, muy bonitas, y así empecé.*

Titulada en español *La guerra de las galaxias*, la conocida saga del cineasta George Lucas incluye todo tipo de personajes buenos y malos que Alfredo ha trasladado al mundo de nuestro sistema inmunitario. De entre todos, el Corona Vader (de Darth Vader), que hace referencia al virus SARS-CoV-2 se ha hecho especialmente popular.

He querido pedirle a Alfredo que nos regale unas intervenciones para este libro, utilizando los personajes de la gran saga *Star Wars*, para explicarnos, de forma resumida, el funcionamiento del sistema inmunológico. La aventura comienza en un lugar muy, muy cercano: nuestro propio organismo.

Lo primero que me aclara es que nuestras principales defensas contra la mayoría de las infecciones son la piel y las mucosas que recubren nuestro cuerpo, desde la película de las células de los ojos a las mucosas que recubren los sistemas digestivo o respiratorio.

Si comparamos la respuesta inmunitaria con el asalto a una fortaleza, esta primera barrera sería la muralla de la fortaleza. Cuando se rompe esta primera barrera, bien porque nos hacemos una herida o debido a una úlcera, por ejemplo, los microorganismos quieren penetrar en el castillo, y para defenderlo entra en acción la inmunidad natural o innata, también conocida como «inespecífica», un ejército muy variado que incluye muchos elementos: células, como las asesinas naturales, y moléculas, como la lisozima de las lágrimas y la saliva, que actúa como antibiótico. También las defensinas que, en contacto con el agente infeccioso, actúan como si fueran antibióticos; son más útiles contra las bacterias o los hongos que ante los virus, aunque también pueden bloquearlos. Forma también parte de nuestras defensas naturales una colección de células devoradoras naturales que llamamos fagocitos, verdaderos «monstruos de las galletas» que comen virus, bacterias y hongos. Comen todo lo que pueden y lo degradan dentro de la célula.

Un ejemplo de cómo actúa la inmunidad natural que todos hemos experimentado alguna vez en nuestra vida son los episodios de fiebre cuando tenemos una infección.

La fiebre es un mecanismo de defensa. Cuando el fagocito monstruo de las galletas está devorando patógenos, envía señales al cerebro contándole la situación y el cerebro sube la temperatura del cuerpo. Los microbios dejan de reproducirse, porque la temperatura deja de ser adecuada para ellos y, en cambio, nuestro cuerpo puede aguantar sin problema ese par de grados de temperatura extra.

Nacemos con este regalo, la inmunidad natural. Cada vez que tengamos una infección, aunque esté causada por un mismo agente infeccioso, como, por ejemplo, la salmonela, esta inmunidad actuará de la misma manera, sin necesidad de entrenamiento ni de recuerdo de la infección. Nunca mejor dicho: «Si te he visto no me acuerdo.»

Vamos ahora al tercer nivel protagonizado por las tropas de élite, el consejo Jedi de *La guerra de las galaxias,* donde se reúnen grandes maestros del diseño de estrategias para crear la mejor respuesta inmunitaria posible: la inmunidad celular y la humoral.

Aquí entran en escena las células o linfocitos T, células o linfocitos B y los famosos anticuerpos. Este es uno de los sistemas biológicos más difíciles de explicar y más enrevesado. De hecho, entre los niveles y sus células hay unas sustancias llamadas citoquinas, cuya función es informar (hormonas inmunitarias).

Lo que caracteriza este nivel es la generación de memoria. Hay células en nuestro sistema inmune que van a recordar las infecciones previas.

Y no son las mismas la primera vez que nos encontramos con un microorganismo que las veces siguientes que nos enfrentamos nuevamente a él, porque las segundas o terceras veces producen anticuerpos mucho más fuertes, más versátiles, más potentes biológicamente. Esto se nota también en el tiempo que tardan en aparecer; si en la primera ocasión el sistema inmunitario necesita, por ejemplo, diez días para ponerse en marcha del todo, la segunda vez serán tres o cuatro y se generará una respuesta más rápida, más enérgica, que nos dejará menos secuelas, menos síntomas clí-

nicos. Esto se llama inmunidad de memoria: *este es el nivel máximo de la respuesta inmunitaria.*

El objetivo de la vacunación es producir esta respuesta de máximo nivel sin tener que enfrentarnos al agente patógeno, generar memoria para que, cuando venga el verdadero «enemigo», nuestras defensas de máximo nivel ya lo conozcan, estén preparadas y nos protejan con una segunda respuesta más rápida y eficaz, como explica Alfredo.

Justamente la vacunación consiste en esto, en un simulacro, un entrenamiento para que se produzca la respuesta de élite y quede memoria circulante. Habitualmente, en la vacuna no se inoculan los microorganismos enteros, sino inactivados o alterados, o solo algunos fragmentos de estos, pero el sistema inmunitario responde de la misma manera y produce células con memoria que seguirán circulando por el organismo. De modo que si, por ejemplo, nos vacunamos del sarampión, no tenemos los efectos secundarios propios de esta enfermedad, porque solo nos inoculan un trocito, pero nuestro organismo deja células circulando, de modo que, si el día de mañana nos infectamos de sarampión de verdad, el sistema inmunitario de memoria responderá y no sufriremos las secuelas ni la mortalidad que puede producir este virus.

El gran simulacro. Cómo actúa la vacuna en nuestro organismo

Le pido a Alfredo que nos presente a cada personaje, al ejército que compone esa respuesta de élite, y resuelva una de las grandes dudas que tengo desde que empecé a entrevistarle: ¿Existe un cerebro que lo coordine todo?

Y sí, ¡existe! Como personaje de *Star Wars*, Alfredo ha elegido al autor de la frase que personalmente más me impulsa a tomar decisiones cuando me encuentro en medio de la incertidumbre: *Do or do not. There is no try.* Hazlo o no lo hagas. Pero no lo intentes.

El gran maestro Yoda.

Vamos por partes y lo hacemos sobre el supuesto de una infección real del Corona Vader, el SARS-CoV-2.

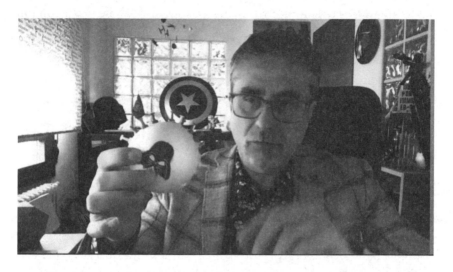

Alfredo nos muestra a Corona Vader. Imagen cedida por Alfredo Corell.

El virus entra por el tracto respiratorio superior y comienza su infección. Este virus puede infectar muchos tipos de células. Sabemos que en su superficie tiene unas proteínas que, de forma muy simplificada, podemos comparar con llaves que coinciden con determinadas cerraduras, los receptores de nuestras células. En el caso del SARS-CoV-2, el virus tiene una proteína llave, la S, spike o «punta», que encaja perfectamente con una de las cerraduras de nuestras células, el receptor ACE2. Esa es su vía de entrada principal para llevar a cabo la gran estrategia de los virus, utilizar la maquinaria de la célula secuestrada para multiplicarse en su interior generando millones de copias de sí mismo.

¿Cuáles son las consecuencias? Comenzamos con la respuesta de inmunidad natural, la que no se entrena. En primer lugar, la célula

infectada manda señales, unas moléculas que actúan como mensa-
jeras llamadas citoquinas, que transmiten información, como si
fuera un mensaje SMS o de WhatsApp que permite que las células
inmunitarias se comuniquen entre sí.

Las citoquinas son como cartas, moléculas que permiten a las células inmunitarias comunicarse unas con otras. Son las que llegan al
cerebro cuando hay que producir fiebre, y a otros órganos dependiendo de la acción que el sistema inmunitario quiera ordenar.

Pero, además, la célula infectada expulsa a su superficie pedacitos
del virus en unas moléculas huecas parecidas a copas de vino: los
antígenos HLA. Dentro de cada copa tendremos un trocito de vi-
rus, y entre estos trocitos, tendremos también fragmentos de la pro-
teína S, la spike o punta.

En medio de todo este proceso aparecen, entre otras, las células
asesinas naturales, las NK (*natural killer*), guerreras de asalto que circulan constantemente por nuestro sistema inmunitario y cuya misión
es matar a la célula infectada para que no siga infectando a otras. Lo
hacen de forma no específica: no buscan la célula infectada por el coronavirus, sino que matan toda célula que encuentran infectada, sin
hacer un diagnóstico previo. También se pone en marcha el sistema
de complemento, proteínas que circulan por el torrente sanguíneo y se
activan cuando sufrimos una infección para reconocer y destruir a los
patógenos.

Hasta ahora, hemos recorrido la respuesta de la inmunidad natural, la que no genera memoria, defensas que actúan naturalmente, en
oleadas y de forma rápida.

Pero, para acabar con una infección producida por nuestro Corona Vader, necesitamos la ayuda del nivel de élite. Y, ahora sí, entramos de lleno en la respuesta de un ejército perfectamente jerarquizado
y ordenado. Así actúa el nivel de élite que se pone en funcionamiento

tras ser advertido de la infección gracias a esas copas de vino con trocitos del virus dentro, los antígenos HLA.

El nivel de élite, el consejo Jedi, está dirigido por el maestro Yoda, el gran cooperador, el gran pensante de nuestro sistema inmunológico: el linfocito T colaborador. Este Yoda Linfocito analizará todas las opciones y elegirá la mejor estrategia de respuesta.

¿Qué es lo primero que hace? Envía señales con información para combatir la infección por dos vías principales: la primera, reclutar a asesinos profesionales, los linfocitos T asesinos que Alfredo identifica con Hans Solo. Los linfocitos T asesinos detectan al enemigo y solo actuarán contra aquella célula que haya sido infectada por Corona Vader, el SARS-CoV-2. Si por el camino se cruzan con otra célula infectada por otro motivo, pasarán de largo, ni siquiera la mirarán.

Tenemos linfocitos T asesinos para cada agente infeccioso: uno para la varicela, otro para el sarampión… Son cuerpos de élite y cada uno de estos Hans Solo está especializado en un trabajo en concreto.

¿Quieres saber qué arma utiliza Hans Solo para matar? Una técnica única de gran sicario, y ni siquiera se ensucia las manos. Introduce en las células sustancias kamikazes para que se suiciden, para que provoquen un harakiri celular de forma que las víctimas se encargan de su propia muerte. En biología, el suicidio celular se llama *apoptosis*.

La estrategia de respuesta inmunitaria contra la infección está casi llegando a su final. El linfocito T colaborador, Yoda, está preparando un gran asalto enviando un recado a otras de las grandes protagonistas, las células B, capaces de generar un gran ejército de anticuerpos. Llevamos toda la pandemia aprendiendo el importantísimo papel de los anticuerpos en la lucha contra la infección por coronavirus. Llega el momento de la entrada en escena de todos los Jedis y sus maniobras de bloqueo, los anticuerpos. Como otros miembros del sistema inmunológico, están tan bien entrenados que no necesitan reconocer al patógeno entero. Les basta con detectar y ver tan solo una parte mínima para activarse y ponerse a trabajar. La porción más pequeña de un microbio que son capaces de reconocer se llama *antígeno* y contra él se van a dirigir.

Una característica muy importante de los anticuerpos es que son específicos. ¿Qué significa esto? Por ejemplo, en un bloque de viviendas todas las cerraduras son muy similares, pero mi llave solo abre mi puerta y no la puerta de los vecinos. Ese es el nivel de especificidad que presenta un anticuerpo. ¿Y por qué es tan importante? Porque es neutralizante. En el caso del coronavirus, cuando aparece el anticuerpo que se une a la proteína S, la spike, que el virus utiliza para entrar en la célula, la bloquea e impide la infección, la unión del virus con la célula. A esto se le llama neutralización y estos anticuerpos se llaman neutralizantes.

¿Dónde están los anticuerpos? ¿Cómo y cuándo se generan? A día de hoy, la inteligencia humana no ha sido capaz de diseñar y construir un radar detector de amenazas tan potente como nuestro sistema inmunológico.

Los anticuerpos, las estructuras biológicas capaces de reconocer las proteínas de la superficie de un virus nuevo, que no existía antes en la naturaleza y que nuestro sistema inmunológico no había visto jamás, están con nosotros desde nuestra más tierna infancia. Se generan por puro y duro azar.

Ante mi absoluta cara de sorpresa, Alfredo me ofrece una buenísima comparación: el azar que genera un número de la lotería de la ONCE. El sistema inmunitario es capaz de reconocer 10^{12} o más sustancias distintas. ¡Esto es un billón sustancias! ¿Cómo es posible?

Porque se produce lo que llamamos recombinación. Si pensamos en el sorteo diario de la ONCE, necesitarían cien mil bolitas para realizarlo y, lógicamente no las tienen. Cuentan con cinco bombos, cada uno con diez bolitas. Y, fíjate, con cincuenta bolitas en total, diez por bombo, consigues cien mil combinaciones. El sistema de las inmunoglobulinas, los anticuerpos y las células T que reconocen los microbios funciona exactamente igual: hay trocitos de genes que se combinan al azar después del nacimiento. Todo esto sucede en el primer año de vida, y a partir de ahí ya tenemos todo un arsenal preparado para el resto de la vida.

Frente al Corona Vader, los anticuerpos neutralizan al virus antes de que infecte a las células, y encajan en las proteínas bloqueando la infección y evitando que el virus se acople al receptor ACE2, la cerradura de nuestras células que el virus utiliza para entrar.

Las células B tienen la capacidad de producir los llamados anticuerpos. Pueden sintetizar y producir una gran cantidad de anticuerpos y, además y muy importante, continuarán circulando en forma de memoria tanto las células T colaboradoras (Yoda), las células T asesinas (Hans Solo) y las células B. Estos son los tres tipos de células de memoria que permanecen en circulación en la sangre después de una infección y, lo que es muy importante, también después de una vacunación.

Es largo y complejo, pero el sistema inmunológico es nuestro gran tesoro, y cuando termino de hacer esta entrevista no puedo evitar hacerme preguntas acerca de su origen, sobre cómo pudo crearse un sistema tan perfecto. Entiendo que algunos crean en un Dios. Otros creemos en las leyes de la ciencia, pero ahora es el azar el que me ha cautivado. Y tampoco puedo dejar de pensar en que ojalá el equipo de MSF consiga localizar a cada uno de los pequeños que viven en las áreas donde están vacunando a la población, por muy remotas que sean, y en la injusticia de la desigualdad en el reparto global de las vacunas.

Quiero expresar mi admiración por todos los equipos de distintas organizaciones que, en todo el mundo, intentan vacunar contra enfermedades prevenibles mediante inmunización. Están, literalmente, salvando miles de vidas.

7

Setecientos mil virus y el reto de las vacunas

Desde que empecé a trabajar como periodista de ciencia y salud me he sentido muy atraída por los virus, en gran medida por la influencia de un gran virólogo que, además, es mi hermano: Pepe Almendral. En cuanto tuvimos una oportunidad, nos embarcamos juntos en la producción de un gran documental sobre virus que nos llevaría a grabar y entrevistar a científicos de distintas especialidades y a recorrer áreas del mundo donde se han aislado algunos de los virus aparecidos en las últimas décadas. Nuestro primer gran destino fue Uganda, país al que fuimos para conocer los programas de lucha contra el virus de la inmunodeficiencia humana (VIH), que provoca el sida. Estaban consiguiendo reducir la incidencia y la prevalencia de la enfermedad gracias a una colaboración sin precedentes entre la sociedad civil, el gobierno, miembros destacados de la cultura, la educación, los medios de comunicación y los líderes religiosos. Un día que habíamos dedicado a trasladarnos de una región a otra, mientras atravesábamos unos parajes impresionantes y mirábamos distraídos por la ventana del coche, el conductor que nos llevaba nos comentó orgulloso: «Ahora estamos en el bosque de Semliki.»

«¡Semliki! —dijo Pepe, sorprendido— Este es el bosque que le da nombre al virus de Semliki, un virus que se aisló en 1944.» Sin saberlo, estábamos al comienzo de un viaje que nos adentraría en una de las grandes cunas de virus que hay en África.

Esa noche dormimos en Bundibugyo, el pueblo principal del distrito de Bundibugyo, en la frontera con la República Democrática del Congo, que da nombre a toda la familia de virus *Bunyaviridae* y también el área donde se aisló uno de los subtipos del virus del Ébola.

En esa zona, cerca del lago Victoria, fuente del Nilo Blanco, se aislaron los virus del Nilo Occidental (West Nile), el Epstein-Barr (VEB), un virus de la familia de los herpes responsable de la enfermedad del beso, el propio del Ébola o su pariente cercano, el virus de Marburgo, que también provoca fiebre hemorrágica.

¿Por qué África es cuna de tantos virus? ¿Por qué es zona de zoonosis, de aparición de enfermedades de origen animal?

La pregunta se la planteamos al virólogo Luis P. Villarreal en el momento en el que se encontraba dirigiendo el Centro para la Investigación de Virus de California. Luis es un gran especialista en la evolución de los virus, en la investigación sobre cómo cambian los virus y se adaptan a nuevas especies.

Mi opinión es que la capacidad de estos agentes para emerger en África tiene que ver con la evolución de nuestra propia especie y de las especies próximas, como los primates africanos. Hay cuarenta especies de monos africanos, cada una de las cuales es portadora de su particular tipo de virus, generalmente sin síntomas. Estos monos actúan como excelente punto de apoyo que los virus aprovechan para evolucionar y abrirse camino en la población humana.

En muchas regiones de África, las enfermedades endémicas que afectan y comprometen el sistema inmunológico, como la malaria o las diarreas, son grandes aliadas de los virus, que pueden extenderse con mucha más facilidad. La propia desnutrición está presente en muchos brotes de sarampión.

En África subsahariana tenemos una gran población inmunodeprimida, y estas características facilitan la adaptación a los virus y les ayuda a transmitirse a un nuevo hospedador como el ser humano.

De África dimos un gran salto a Estados Unidos. Queríamos contestar las grandes preguntas y dudas que aún no se han resuelto sobre estos agentes patógenos desde los principales laboratorios de uno de los países que reúne mayor potencial científico en virología.

El permiso más difícil de conseguir fue el de rodar en el área de alta seguridad biológica del Centro para el Control y la Prevención de Enfermedades (CDC) de Atlanta. Todo se lo debemos al científico Marshall Bloom, que por entonces dirigía los laboratorios de las Montañas Rocosas, en Montana. Tras entrevistarlo para hablar del aumento de nuevas enfermedades provocadas por virus de origen animal (zoonosis), nos atrevimos a contarle nuestras enormes dificultades para conseguir el permiso del CDC. Marshall no dudó en descolgar el teléfono y hacer una llamada no sabemos a quién, pero en apenas unos minutos teníamos vía libre para grabar en uno de los centros de investigación más impresionantes del mundo, donde, entre otros agentes infecciosos, se guarda y custodia una de las dos muestras del virus de la viruela que oficialmente aún quedan en el mundo. La otra se encuentra en el Centro Estatal de Investigación en Virología y Biotecnología conocido como VECTOR, en Rusia, cerca de Siberia. Oficialmente, solo hay muestras de viruela en estos dos centros de investigación.

Los científicos trabajan vestidos con trajes de alta seguridad conectados constantemente a una fuente de aire limpio. El recinto de alta seguridad está totalmente sellado con sistemas de esterilización a gran escala, filtros de aire absolutos y presión negativa del aire, entre otras condiciones que permiten albergar la mayor muestra de virus altamente contagiosos para los que aún no existe una vacuna. Mientras estábamos grabando, llegaron muestras del virus de Marburgo procedentes de Angola. Entre otros virus, hay muestras congeladas del propio virus del Ébola, el Virus Sin Nombre (VSN) o la fiebre del valle del Rift.

En el CDC de Atlanta nos esperaba Stuart Nichol, jefe de la sección de biología molecular y la división de patógenos especiales, para contarnos qué tipo de agentes infecciosos encontraríamos en el interior de las instalaciones.

Los principales virus con los que trabajamos en estas instalaciones son virus muy dañinos, asociados a una alta mortalidad en las personas infectadas, y también virus que infectan por aerosoles y son muy peligrosos de manipular en los laboratorios comunes. Para la mayoría de estos virus no hay vacunas disponibles ni tratamientos eficaces. Si uno se infecta, no hay mucho que se pueda hacer para evitar que otras personas se contagien. Por este motivo, tenemos que trabajar en este tipo de instalaciones.

El número de enfermedades nuevas que aparecen en cada década se ha multiplicado por cuatro en los últimos sesenta años. La mayoría están asociadas a un virus. El origen de muchos de ellos sigue siendo un gran enigma.

Casi todas las enfermedades emergentes que estamos viendo en los últimos años son zoonosis, agentes que se encuentran en un reservorio animal en la naturaleza y saltan a la población humana provocando grandes brotes de enfermedades con alta mortalidad. El problema con algunos de estos virus, como los filovirus, entre los que se encuentra el Ébola o el Marburgo, es que no sabemos en qué reservorio están. Hemos intentado hacer estudios ecológicos, recogiendo muestras de agua, insectos y animales intentando buscar el reservorio, porque si lo conociéramos sabríamos dónde está el virus en la naturaleza y podríamos establecer recomendaciones para evitar que la gente se contagiara de la fuente del virus. Pero, por ahora, hemos fallado en esta área. Es uno de los grandes enigmas.

Asia y África siguen siendo las dos grandes áreas donde los virus saltan entre especies con mayor frecuencia. La aparición de nuevos virus se une a la emergencia que causan los brotes provocados por patógenos ya conocidos que vuelven a emerger. Solo en el año 2020, mientras el nuevo coronavirus se extendía por todo el mundo, el virus del Ébola reaparecía en la República Democrática del Congo y Guinea, y el virus de la fiebre de Lassa en Nigeria. Por este motivo, cada vez es más urgente localizar las áreas de mayor riesgo de zoonosis, identificar nuevos virus capaces de saltar entre especies e intentar conseguir una vacuna que nos proteja cuando sea necesario.

Este es el objetivo del proyecto *The Global Virome* que dirige Dennis Carroll, ex director del departamento de gripe pandémica y otras amenazas emergentes de la Agencia de los Estados Unidos para el Desarrollo Internacional.

«Queremos crear una gran base de datos de ecología viral para entender los virus antes de que nos lleguen y nos afecten, y para poder hacer vigilancia de los virus que se están transmitiendo en animales salvajes y en ganadería y así detectar las amenazas a tiempo, y transformar la ciencia de la virología. Siempre nos enfocamos en la última gran amenaza vírica, y queremos cambiar e introducir un concepto más acorde con el siglo XXI, que es el siglo del *big data*», aseguraba Dennis en una entrevista concedida en plena pandemia al Instituto Internacional de Investigaciones Ganaderas (ILRI).

Se calcula que en el planeta hay 1,6 millones de virus en hospedadores como mamíferos o aves. Setecientos mil podrían tener el potencial de infectar a los seres humanos. De todos estos, han sido identificados doscientos cincuenta. El resto están sencillamente evolucionando. A día de hoy no se ha localizado el reservorio animal del nuevo virus SARS-CoV-2, ni conocemos realmente el lugar donde realizó el salto entre especies ni cuándo lo hizo. Solo se ha podido localizar hasta el momento el brote inicial entre personas que China comunicó el 31 de diciembre de 2019. Por sus características genéticas, se apunta a un virus procedente de murciélagos que pudo evolucionar y saltar al ser humano o utilizar un animal intermedio.

«Hay 6.500 especies de mamíferos, de las cuales 1.100 son murciélagos. Hay millones y millones de murciélagos que van cargados de virus, y en concreto de coronavirus. Y esos virus están hospedados en los murciélagos que vuelan en todos los continentes, no solo en China. Vuelan en toda Asia, en América, en Europa, en todas partes, y hospedan coronavirus muy parecidos al que ha provocado la pandemia», me comenta Luis Enjuanes, uno de los mayores expertos del mundo en coronavirus que trabaja actualmente con el SARS-CoV-2. Luis está convencido de su origen animal, a pesar de que los virus más cercanos identificados en murciélagos tienen una homología genética de algo más del 96 %.

Parece una tasa muy alta, pero, como decía un genetista de California dirigiéndose al presidente Trump, esa es la misma distancia genética entre un cerdo y un hombre, ¿no? Es muy improbable que un murciélago se lo transmita al hombre, eso nunca ha ocurrido, lo normal es que se lo pase a otro animal, que puede ser cualquier mamífero de pequeño tamaño.

Luis ha vivido la emergencia de otros coronavirus, como el SARS-CoV-1 o el MERS, y no duda en afirmar que el riesgo de una nueva pandemia es real y apunta a una práctica que aumenta la probabilidad de que se produzcan saltos de virus entre especies: la cría intensiva de animales.

El virus SARS-CoV-1 que apareció en el año 2002 se hospedaba en las civetas de granja, no en las civetas salvajes que habitan en los bosques. Cuando entra un patógeno en una granja intensiva, como las que tenemos ahora para criar pollos o cerdos, de forma muy concentrada, el virus se transmite por todas esas naves, en las que hay miles y miles de animales. Basta que haya un murciélago frutero en un árbol comiéndose una manzana: si la fruta se le cae en esa granja y hay animales sueltos que se la puedan comer, se conta-

minarán. Es muy fácil ver la transmisión de un murciélago a un mamífero pequeño, sobre todo en sitios como China, porque todas las explotaciones intensivas de animales domésticos y animales de la cadena de alimentación y mercados están muy mezcladas, y esto favorece la transmisión.

Cada año se identifican de media entre tres y cinco nuevos virus zoonóticos. Los científicos lo tienen claro: la pregunta no es si se va a producir una próxima pandemia, sino dónde y cuándo. ¿Qué hay entonces entre nosotros y el próximo salto entre especies?

La organización EcoHealth Alliance ha elaborado un mapa en el que se señalan los lugares donde existe más riesgo de que se produzca un salto entre especies y comience una nueva pandemia. Según los autores, los investigadores deberían dirigirse a estas áreas para detener la próxima pandemia antes de que comience.

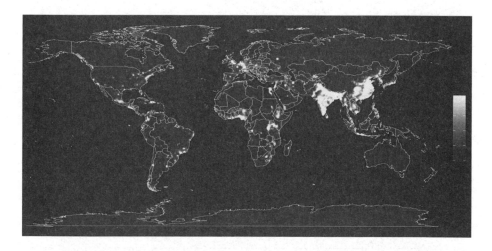

Puntos del planeta con mayor riesgo estimado de enfermedades zoonóticas emergentes.

Allen, T., Murray, K.A., Zambrana-Torrelio, C. et al. «Global hotspots and correlates of emerging zoonotic diseases.» Nat Commun 8, 1124 (2017). https://doi.org/10.1038/s41467-017-00923-8

Las enfermedades no aparecen en cualquier lugar. A menudo provienen de zonas cercanas a las selvas o donde existe una gran diversidad y hay una estrecha relación entre seres humanos y animales.

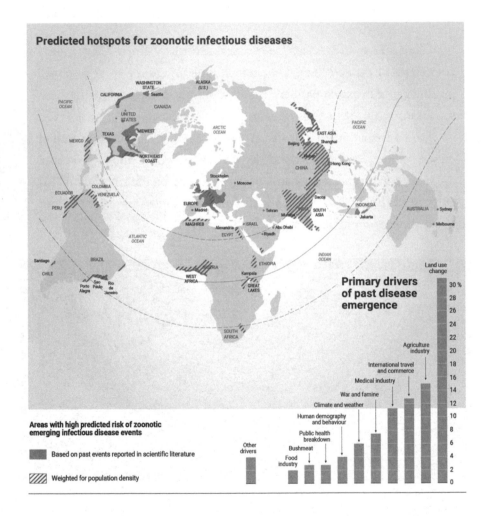

Puntos críticos de riesgo de aparición de enfermedades infecciosas zoonóticas emergentes. Principales factores de la aparición de enfermedades pasadas (actualizado a 2020).
© Philippe Rekacewicz y Georgios Fylakis.

Pero, además, los saltos entre especies están estrechamente relacionados con el cambio climático. El ser humano está preparando las condiciones para que se produzcan más pandemias, como la utilización de la agricultura intensiva o la deforestación y la degradación de los bosques, que se siguen produciendo a un ritmo alarmante, lo que contribuye de manera significativa a la continua pérdida de diversidad biológica. Uno de los principales riesgos asociados a la aparición de pandemias es el cambio en el uso del suelo. La actualización de los mapas de localización de puntos críticos de riesgo de zoonosis así nos lo indica.

Desde 1990, se estima que se han perdido cuatrocientos veinte millones de hectáreas de bosque debido a la conversión de la tierra a otros usos. La expansión agrícola sigue siendo el principal motor de la deforestación y la degradación de los bosques, y la consiguiente pérdida de biodiversidad forestal. La agricultura comercial a gran escala, principalmente la ganadería y el cultivo de soja y palma aceitera, causaron el 40 % de la deforestación tropical entre 2000 y 2010, y la agricultura de subsistencia local otro 33 %, según el informe *El estado de los bosques en el mundo* de la Organización de las Naciones Unidas para la Alimentación y la Agricultura (FAO).

«Hemos entrado en la era de las pandemias. En el futuro surgirán con más frecuencia, se propagarán más rápidamente, tendrán mayor impacto en la economía mundial y podrían matar a más personas que la COVID-19», aseguran los veintiún expertos que han elaborado el informe más sólido hasta el momento sobre la relación entre pandemias y actividades humanas. Pertenecen a la Plataforma Intergubernamental sobre Biodiversidad y Servicios de los Ecosistemas (IPBES), un órgano intergubernamental independiente creado por los estados y estrechamente vinculado a la Organización de las Naciones Unidas.

«La COVID-19 es la sexta pandemia global desde la pandemia de gripe de 1918 y, aunque tiene su origen en microbios transportados por animales —como todas las pandemias—, su aparición ha sido impulsada enteramente por actividades humanas», aseguran los expertos en el informe.

«No hay un gran misterio sobre la causa de la pandemia de la COVID-19 —o de cualquier pandemia moderna—. Las mismas actividades humanas que impulsan el cambio climático y la pérdida de biodiversidad también generan riesgos de pandemia a través de su impacto en nuestro medio ambiente», asegura Peter Daszak, presidente de EcoHealth Alliance, que participa en el grupo junto con expertos de campos tan diversos como la epidemiología, la zoología, la salud pública, la ecología de las enfermedades, la patología comparada, la medicina veterinaria o la modelización matemática. En la presentación de los datos más concluyentes, Daszak aseguraba:

Cambios en la forma en que usamos el suelo, la expansión e intensificación de la agricultura, y el comercio, la producción y el consumo insostenibles perturban la naturaleza y aumentan el contacto entre la vida silvestre, el ganado, los patógenos y las personas. Este es el camino que conduce hacia las pandemias.

El informe, sin embargo, tiene un final feliz. Estamos a tiempo de escapar de esta preocupante nueva amenaza que parece querer imponerse.

Es posible evitar este futuro, lo es. Pero requiere un cambio radical en el enfoque para pasar de la reacción a la prevención.

Entre las claves que podrían ayudar, los expertos apuntan a la creación de un consejo intergubernamental de alto nivel sobre prevención de pandemias para ofrecer a los tomadores de decisiones los mejores conocimientos científicos y evidencias sobre enfermedades emergentes, predecir áreas de alto riesgo, promover cambios en los hábitos de consumo, la expansión agrícola globalizada y el comercio, e implantar el enfoque de «una sola salud» que establece la interdependencia de la salud humana, medioambiental y animal. Y, sobre todas las recetas y claves, destaca una que las unifica y resume: escuchar a la ciencia y legislar basándose en la evidencia científica. Estamos a tiempo, pero debemos actuar ya. La próxima pandemia puede estar ya produciéndose.

8

La poliomielitis y por qué Mary Poppins tampoco hubiera patentado el sol

«La vacuna de Salk funciona.»

«Segura, efectiva y potente.»

«Eficacia demostrada del 80 al 90 %.»

El 13 de abril de 1955, las portadas de todos los diarios de Estados Unidos coincidían en un mismo titular. Un joven virólogo llamado Jonas Salk había conseguido una vacuna contra la poliomielitis, la epidemia que llevaba casi cien años extendiéndose, provocando millones de secuelas en niños, la mayoría menores de cinco años. *The New York Times* relataba cómo se vivió la noticia.

Los estadounidenses se pegaron a sus radios para escuchar los detalles, los grandes almacenes transmitieron la noticia por sus altavoces, incluso los jueces suspendieron durante unos instantes las vistas para que todos los presentes en la sala pudieran oír el anuncio de que la vacuna había sido finalmente terminada.

Los reporteros salieron a las calles para ver en directo la reacción de una población que vivía hasta ese momento aterrorizada ante la infección por este virus, el poliovirus, muy contagioso, que invade el sistema nervioso y puede provocar parálisis o incluso la muerte en apenas horas desde que infecta. La poliomielitis estaba extendida por todo el mundo, una de cada doscientas personas afectadas sufría una parálisis irreversible, generalmente en las piernas; de ellas, entre el 5 % y el 10 % fallecían por la inmovilización de los músculos respiratorios que causa el virus.

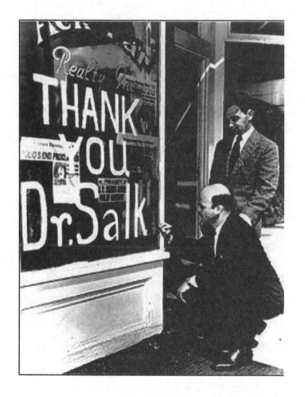

Un comerciante escribe una frase de agradecimiento al Dr. Salk en su escaparate. Fotografía de la March of Dimes Birth Defects Foundation.

«Gracias, Dr. Salk». La imagen de un comerciante escribiendo en el escaparte de su tienda en letras gigantes el agradecimiento a Salk recorrió el mundo y aún hoy sigue siendo una foto icónica.

El miedo de los padres a que uno de sus hijos padeciera la enfermedad era aterrador. Mi madre, Cori del Río, me cuenta que cada vez que uno de los pequeños de la casa empezaba a tener síntomas, como fiebre, cansancio o dolor de cabeza, la preocupación por si era polio era enorme.

Los padres no podían entender muy bien cómo se contagiaban los niños o cómo prevenirlo. El virus entra en el organismo por la boca a través de alimentos o agua contaminada con material fecal de una persona infectada. Los virus se multiplican en el intestino y se excretan con las heces y, por esta vía, se puede contagiar a otra persona. Además supuso un gran hito de la medicina en un momento histórico. En 1953, tres años antes de la aparición de la vacuna, Estados Unidos había sufrido un gran brote que había afectado a 58.000 personas: más de 21.000 sufrieron secuelas y 3.145 perdieron la vida. El virólogo José María Almendral me sigue contando:

Después de la Segunda Guerra Mundial, Europa está devastada e intenta recuperarse. La ciencia y la medicina innovadora solo es posible en Estados Unidos; como siempre ha sucedido, se sabe de muchas enfermedades, pero desde allí resultan remotas, como la malaria y la viruela en África, y tantas otras…. Pero hay una enfermedad grave que está en las calles de sus ciudades y afecta a los niños americanos, provocando parálisis y muertes. Es la poliomielitis. Y Estados Unidos se moviliza, en este momento histórico, para luchar contra una enfermedad que era entonces muy desconocida. La investigación se intensifica, hace poco que el concepto de virus y los métodos para demostrar su existencia se han establecido, y ahora se cultivan los virus a gran escala por primera vez, y se ensayan distintas estrategias vacunales por primera vez en la historia, porque ya se conoce el fundamento del método. Y la primera vacuna que tiene éxito es la desarrollada por Salk.

Lo que hace Salk es aumentar y purificar el virus virulento de la polio y desactivarlo químicamente. Este virus inactivo se inyecta a los niños. Primero lo ensayó en monos y después en niños. ¡Y la vacuna funcionó!

Entre los voluntarios para probar inicialmente la vacuna se encontraban el propio investigador, su mujer y su hija. Pero el gran momento del ensayo a gran escala llegó con el reclutamiento de dos millones de niños. Los resultados probaron que la vacuna era efectiva y la vacunación masiva comenzó rápidamente.

Salk, premio Nobel, sentó las bases científicas de las vacunas inactivadas o vacunas muertas contra virus. La aplicación redujo espectacularmente el número de casos de poliomielitis y pronto se aplicó a otros virus.

Además, la vacuna había abierto una nueva vía de desarrollo de vacunas basadas en virus inactivados. La misma técnica que, sesenta y cinco años después, durante la pandemia de la COVID-19, ha inspirado las vacunas producidas en China por Sinovac y Sinopharm, por poner dos ejemplos.

Jonas Salk trabajó hasta la extenuación para mejorar su vacuna día a día. Dicen las crónicas de la época que invertía dieciséis horas diarias y, cuando llegó el momento de patentar su descubrimiento, se negó a hacerlo.

No hay patente. ¿Se puede patentar el sol?

La frase ha pasado a la historia. Salk consideraba que su vacuna era un bien universal en beneficio de todos y no concebía que pudiera ser patentada. Hoy, este debate continúa.

La lucha por conseguir vacunas para todos los países en épocas de pandemias

Han pasado sesenta y seis años desde la aprobación de la vacuna contra la poliomielitis y aún hoy, en plena pandemia de la COVID-19, la polémica sobre mantener o no las patentes sobre vacunas y tecnologías médicas, y también sobre métodos diagnósticos, está cada día en la prensa y los foros de debate. Las patentes, según define la Organización Mundial del Comercio (OMC), con sede en Ginebra, Suiza, conceden a sus titulares los medios jurídicos para impedir que otros fabriquen, usen o vendan su invención durante un período limitado de tiempo. Las patentes suelen durar un mínimo de veinte años desde que se registran. Cuando expiran, todos pueden utilizar la invención y así se evita tener que volver a «inventar la pólvora».

Los defensores de mantener las patentes incluso en época de pandemia aseguran que suprimirlas pone en riesgo que las empresas quieran invertir en innovación. En definitiva, defienden que, sin interés comercial, no será posible desarrollar nuevas vacunas. En el lado opuesto están los que consideran que solo suprimiendo las patentes, transfiriendo tecnología y aumentando las licencias y permisos para poder producir, podremos realmente tener vacunas para toda la población que las necesite. De hecho, la OMC contempla la posibilidad de permitir una mayor flexibilidad, a fin de que los países que no sean capaces de fabricar por sí mismos los productos farmacéuticos puedan obtener suministros de copias de medicamentos patentados fabricados al amparo de licencias obligatorias.

A día de hoy, inmunizar a una persona con las dos dosis de la vacuna contra el SARS-CoV-2 puede costar, a precio de mercado, más de sesenta euros en el caso de la vacuna de tecnología ARN mensajero de la empresa Moderna; cincuenta euros la vacuna china de Sinovac; treinta euros la de Pfizer/BioNTech (también con tecnología ARN mensajero); ocho euros la de la farmacéutica Janssen (que es solo de una dosis) o tres euros la de la universidad de Oxford, producida por la farmacéutica AstraZeneca, la que tiene un menor precio porque la compañía farmacéutica se vio obligada a aceptar la condición de la universidad de Oxford de añadirle solo un pequeño margen al coste para que produjera un pequeño beneficio, pero que, al mismo tiempo, no fuera el precio el que determinara su salida comercial. Esta vacuna es una de las más utilizadas en todo el mundo.

Las diferencias de precio provocan enormes desigualdades. Para alcanzar una inmunidad global de grupo, todos los países se han planteado vacunar como mínimo al 70 % de la población. Para la India, esto supondría vacunar a setecientos millones de personas. ¿Qué país de renta media o baja puede enfrentarse a este coste?

La petición de levantamiento de las patentes ha llegado incluso a la OMS. Su propio Director General, el Dr. Tedros Adhanom Ghebreyesus, ha ido poco a poco levantando el tono de denuncia por la falta de vacunas y ha llegado a asegurar que la desigualdad actual es una catástrofe moral, un *apartheid* de las vacunas. «Nadie estará a salvo hasta que todo el mundo lo esté», repite Tedros una y otra vez, ya casi sin encontrar maneras de formular mensajes que unan la emoción y la realidad de la necesidad de una inmunización mundial para frenar la transmisión del virus, que ayuden a conseguir un cambio de estrategia. La idea de suspender temporalmente las patentes arranca de la petición de más de cien países, liderados por la India y Sudáfrica y apoyados por más de trescientas cincuenta organizaciones, como la ONUSIDA, de Naciones Unidas, Amnistía Internacional asociaciones internacionales de pediatras como el Grupo Internacional de Salud Infantil del Real Colegio de Pediatría (ICHG), o MSF, por poner solo algunos ejemplos. La campaña llamada *The People's Vaccine* muestra en la portada de su página web al propio Jonas Salk y la frase «No hay patente. ¿Se puede patentar el sol?», enviando un mensaje a las compañías farmacéuticas y los países ricos para que estén dispuestos a renunciar a algún beneficio para un bien mayor y recordándoles que los propios estados con dinero público han apoyado el desarrollo de las vacunas gracias a los acuerdos de adquisición anticipada de vacunas.

Sus defensores señalan que muchas empresas ya se han beneficiado de miles de millones de dólares en fondos públicos, tanto a través de acuerdos de investigación y desarrollo como de compra anticipada. Y que, una vez que la pandemia termine, se restablecerán las protecciones de propiedad intelectual.

En una votación histórica, el 10 de junio de 2021, el propio Parlamento Europeo pidió suspender temporalmente las patentes de las vacunas contra la COVID-19 para aumentar su producción y distribución, petición que apoyan Japón y Australia, y que inició el nuevo presidente de Estados Unidos, Joe Biden. El mundo necesita producir once mil millones de dosis de vacunas, pero solo se ha producido una pequeña parte de esta cantidad. «La gran mayoría de los mil seiscientos millones de dosis de vacunas producidas han ido a países industrializados productores de vacunas; solo el 0,3 % de las dosis han llegado a los veintinueve países más pobres», refleja el comunicado oficial del Parlamento Europeo emitido tras la votación.

La petición incluye también transferir la tecnología para aumentar la producción en países con capacidad para hacerlo, como la India o Argentina.

Para conseguir el acceso global a la vacuna, y como innovación en esta pandemia, se ha lanzado el Acelerador ACT, una iniciativa de colaboración mundial que trabaja para acelerar el desarrollo y la producción de pruebas, tratamientos y vacunas contra la COVID-19 y garantizar el acceso equitativo a estas. El área que se ocupa de las vacunas lleva el nombre de COVAX. A la cabeza de esta iniciativa se encuentra la OMS, junto con la Coalición para la Promoción de Innovaciones en pro de la Preparación ante Epidemias (CEPI) y la GAVI para las vacunas, a cuya junta directiva pertenece el especialista en vacunas Rafael Vilasanjuan.

De alguna manera, el mundo ha aceptado una ecuación completamente injusta. Cuando en occidente se haya vacunado al 80 % de la población, solo se habrá vacunado al 20 % de los países de rentas bajas y medias. Esto genera tres problemas inmediatos. El primero es que las vacunas no tienen una efectividad del 100 % y, si no llegan a un porcentaje de vacunación elevado, tendremos que cerrar las fronteras, por ejemplo, con Latinoamérica, con quien mantene-

mos relaciones comerciales, turísticas, sociales y familiares muy importantes. Esto no tiene sentido.

En junio de 2021, Latinoamérica solo había vacunado a una media del 10 % de su población, frente al 50 % de la población europea o el 75 % en el Reino Unido.

Lo segundo, es que todos los virus mutan y podrían generar resistencias en aquellos países donde la vacunación es más baja, resistencias que podrían invalidar las vacunas que se han administrado en los países con alta capacidad de compra. Por consiguiente, estaríamos permanentemente volviendo a vacunar e investigando para generar nuevas vacunas. Y lo tercero y mucho más peligroso es que, mientras esto sucede, siguen circulando los demás virus en países tropicales y con sistemas de salud más débiles donde se está dejando de vacunar y nos podemos encontrar con brotes de influenza, sarampión y hepatitis diversas que van reemergiendo porque se han dejado de suministrar las vacunas necesarias, porque se han dejado de producir, porque las dificultades logísticas han impedido que llegaran debido a la COVID-19, o bien porque los gobiernos están mucho más preocupados por la COVID-19 que por hacer frente a sus campañas ordinarias de inmunización. Es un tremendo fracaso.

Durante la Segunda Guerra Mundial se compartió la producción de medicamentos sin patentes. Lo recordaba la revista científica *Nature* en su editorial del 30 de marzo de 2021 con el título «Es hora de considerar un aplazamiento de patente para las vacunas contra la COVID-19».

«Hay un precedente», dice Graham Dutfield, experto en propiedad intelectual en ciencias de la vida en la Universidad de Leeds, Reino Unido. Durante la Segunda Guerra Mundial, el gobierno de Estados Unidos pidió a empresas y universidades que colaboraran para aumentar la producción de penicilina, que era necesaria para proteger a los soldados de las enfermedades infecciosas. Las empresas podrían haber argumentado que esto afectaría a sus beneficios, pero entendieron la necesidad de subordinar sus intereses al objetivo más amplio de salvar vidas y poner fin a la guerra. «Durante un tiempo, Estados Unidos produjo prácticamente toda la penicilina que había —dice Dutfield—. Pero las empresas no se demandaron mutuamente por violación de patentes y nadie tenía deseos de pedir un rescate al mundo cobrando precios desorbitados.»

Además, la patente permite marcar un precio cuando se tiene el monopolio. Porque, realmente, ¿cuánto vale producir un nuevo medicamento, cuánto vale la innovación? Un ejemplo fue la salida al mercado del medicamento contra la hepatitis C de Gilead. Según Rafael, no tiene nada que ver su precio con el coste generado por la inversión en innovación.

Ellos calcularon cuánto les cuesta a las compañías de seguros americanas mantener a los pacientes con vida con una enfermedad crónica, frente al coste de un medicamento que te cura y, por lo tanto, la enfermedad deja de ser crónica. Y establecieron que el precio por asegurarlo, más o menos, venía a ser de unos cien mil dólares. Entonces dijeron: «Pues el medicamento vale ochenta mil». Y a partir de ahí fijaron el precio. ¿Y esto qué te lo permite? La patente. De hecho, la vacuna fue copiada en Egipto y se comercializó a un precio de unos quinientos dólares, a diferencia de los ochenta mil que pedían por esta los americanos. Una patente en régimen de monopolio hace mucho daño al precio.

Al ritmo actual de vacunación, el mundo necesitaría dos años más para vacunar a la población de países de renta media y baja. En el punto de mira está la OMC y la decisión que pueda adoptar sobre la petición de suspensión de patentes en época de pandemia, con la novedad de que esta gran institución tiene una nueva directora, Ngozi Okonjo-Iweala, con una visión y sensibilidad hacia las vacunas muy distinta a la de los anteriores directores. Ngozi es exministra de finanzas de Nigeria y expresidenta del comité de dirección de la GAVI. Hasta su incorporación en la OMC ha estado en la organización que ha gestionado la creación de COVAX. Rafael concluye:

El sistema de innovación no responde a las necesidades de salud pública, responde a las necesidades del mercado, en parte gracias a la patente. Llevamos años batallando contra el concepto monopolístico de la patente, lo que no significa que estemos en contra de la propiedad intelectual en sí misma. Pero es necesario tener una alternativa, porque si no el sistema no es viable. Los estados reciben muchas presiones y si no ven alternativa es difícil que apoyen otra cosa.

¿Quiere decir esto que las patentes están bien? No, quiere decir que el sistema actual está completamente obsoleto, no ofrece garantías de innovación bajo criterios de salud global. Está muy bien que haya presión, porque, por primera vez en las últimas dos décadas, la mayoría de los gobiernos de los países occidentales se están planteando que este modelo no funciona.

La vacuna contra la poliomielitis de Jonas Salk sigue siendo el gran ejemplo de la necesidad de conseguir vacunas baratas y accesibles para todos en tiempos de pandemia. Pero no quedó solo ahí. Gracias a la participación de un nuevo joven virólogo, Albert Sabin, la vacuna pasó de ser inyectable a oral. Y también se negó a patentar su descubrimiento. En la actualidad, la vacuna se administra en gotas, pero al principio se administraba camuflada en un delicioso terrón de azúcar. Nadie pudo describirlo mejor que la niñera más famosa del mundo, Mary Poppins, interpretada por Julie Andrews en su famosa canción de la película de Disney:

Just a spoonful of sugar makes the medicine go down.
Con un poco de azúcar / la píldora que os dan pasará mejor.

Espera, te cuento

Hace meses, el escritor, productor y director de cine Jeffrey Sherman reveló en la red social Twitter que la canción *A Spoonful of Sugar* (en español *Con un poco de azúcar*) había sido compuesta por su padre y su tío, Robert y Richard Sherman, quienes más tarde fueron conocidos como los hermanos Sherman. Así explicaba Jeffrey Sherman (@jsher88888) la historia en Twitter:

Cuando yo era un niño, nos dieron la vacuna contra la polio. Mi papá, que estaba trabajando en el rodaje de Mary Poppins, me preguntó cómo me había ido el día. Le dije que me habían vacunado. «¿No te dolió?», me preguntó. Le dije que la habían puesto en un terrón de azúcar que podías comerte. Llamó a mi tío Dick y al día siguiente escribieron la canción Con un poco de azúcar.

Lo que no sabía era que, a Julie Andrews, contratada para interpretar a Mary, no le había gustado mucho la canción que mi padre y mi tío habían escrito para esa escena. Julie se reunió con los creativos y papá y Dick y le tocaron todas las canciones. Ella dijo que le parecían maravillosas, excepto la favorita de los autores, Through the Eyes of Love. *Así que Walt Disney les dijo a mi padre y a mi tío que idearan algo más del estilo Mary Poppins. Ellos trataron de encontrar una frase tipo «más vale prevenir que curar», pero nada le gustaba a Julie.*

Papá estaba deprimido por todo este tema y volvió a casa muy temprano. Me sorprendió encontrarlo antes de las cinco con todas las cortinas echadas. Me preguntó cómo me había ido el día. Le dije que en la escuela nos habían dado la vacuna contra la polio. Yo era famoso por mi aversión a las agujas y los médicos. Cuando me tenían que vacunar salía corriendo y me escondía a muchas calles de distancia. Mi papá se sorprendió de que hubiera permitido que me vacunaran en la escuela.

«¿No dolió?», preguntó. Yo respondí: «No. Dejaban caer la medicina en un terrón de azúcar y nos lo comimos.»

Papá me miró durante un rato largo y luego dijo: «Gracias.» Se fue a llamar por teléfono a mi tío. Al día siguiente escribieron Con un poco de azúcar / la píldora que os dan pasará mejor.

Sherman dijo que la vacuna contra la COVID-19 le había animado a explicar en redes la historia de la canción.

Escribí mi tuit ayer tras escuchar en las noticias que era posible que, aunque se consiga una vacuna eficaz, haya gente que no confíe en ella. Esta es mi pequeña aportación, mi pequeño tributo a la historia de la música de cine. Discretamente.

Y termina llamando a la responsabilidad con respecto a las vacunas:

Este es mi pequeño tributo a la historia de la música cinematográfica. Cuando llegue la vacuna contra la COVID-19, póntela. Somos codependientes en este pequeño mundo. Confía en la ciencia y en los médicos y epidemiólogos. Venceremos a este enemigo si escuchamos a los que saben. Cuídate. Usa mascarilla. Sé respetuoso con el prójimo.

Según la Iniciativa de Erradicación Mundial de la Polio (IEMP), la vacuna oral contra la poliomielitis (OPV) ha llevado al poliovirus salvaje al borde de la erradicación.

En 1988, los gobiernos presentaron la IEMP con la intención de relegar esta enfermedad a los libros de historia. Se trata de una alianza mundial integrada por gobiernos nacionales, la OMS, la Asociación Rotaria Internacional, los CDC de Estados Unidos y Unicef. Desde la creación de la IEMP, los casos de poliomielitis han disminuido en más del 99 % a escala mundial.

De los 350.000 diagnosticados en 1988, gracias a la vacunación se pasó a 33 casos de polio en todo el mundo en 2018. En 2019 hubo un ligero aumento en el número de casos, 544. Es probable que la poliomielitis se convierta en la segunda enfermedad humana eliminada del planeta gracias a la vacuna, a Jonas Salk, a Albert Sabin y a los terrones de azúcar que millones de niños han comido en todo el mundo.

9

El escudo contra los ataques bioterroristas

La peor bioterrorista es la propia naturaleza.
Anthony Fauci
Director del Instituto Nacional de Alergias
y Enfermedades Infecciosas de Estados Unidos

La viruela ha sido una de las enfermedades más devastadoras que ha sufrido la humanidad. Solo en el siglo xx provocó el fallecimiento de unos trescientos millones de personas.

Su contagio por vía aérea o por contacto directo provocaba un índice de letalidad de un 30 %. Una campaña de vacunación mundial promovida por la OMS consiguió que, en 1980, la viruela fuera declarada la primera enfermedad erradicada en el mundo gracias a la vacunación masiva y a que el virus no tiene un reservorio animal en la naturaleza. La enfermedad ha desaparecido, pero el virus aún no. Tras la erradicación, la OMS pidió a todos los laboratorios con muestras de viruela del mundo que las destruyeran o las enviaran para ser almacenadas en dos centros autorizados, el Centro Estatal para las Investigaciones Virológicas y Biotecnológicas VECTOR (Koltsovo, región de Novosibirsk, Rusia) y en el CDC de Atlanta de

Estados Unidos. Legalmente, las muestras son propiedad de la OMS. Oficialmente no existen otros centros con muestras congeladas del virus de la viruela, considerado, a día de hoy, el arma biológica más temida.

Durante la grabación del documental *La era de los virus* tuve la oportunidad de visitar el centro norteamericano y entrevistar a Inger Damon, una de las mayores expertas en viruela del mundo, encargada de la sección de poxvirus del CDC de Atlanta. En otras palabras, la persona responsable de mantener y custodiar la muestra del virus de la viruela sin que se produzca accidente alguno.

Ciertamente la esperanza es que nadie más tenga una muestra del virus, pero la preocupación existe.

Lo primero que me llamó la atención en el CDC de Atlanta es que estábamos en un centro de investigación científica que antes había sido una instalación militar. Inger, militar también, no eludía ninguna de las preguntas que le formulé, como la de la posibilidad real de que el virus almacenado pueda llegar a utilizarse como arma biológica o alguien pudiera planear un ataque con él. Tras una sonrisa, su respuesta me dio a entender que las muestras de este virus pueden permanecer aún muchos años congeladas antes de que se tome la decisión y se asuma la responsabilidad de destruirlas.

No estoy segura de tener el conocimiento suficiente para hacer una declaración con fundamento acerca de la posibilidad de que realmente el virus pueda ser utilizado para un ataque bioterrorista. Pienso que, si alguna vez el virus es liberado, seremos capaces de responder rápidamente. Esta es realmente la preocupación y el enfoque de la investigación que se hace actualmente.

La OMS inspecciona cada dos años ambos centros de investigación para comprobar que cumplen con las normas internacionales de bioseguridad y bioprotección. La última vez que lo hicieron fue justo unos meses antes de la pandemia de la COVID-19, en 2019. Pero la pregunta que cada pocos años plantea la OMS es si debemos o no destruir las muestras de viruela, y acabar así definitivamente con el virus.

Los defensores de mantenerlas conservadas se basan en la necesidad de tener una base sobre la que trabajar si el virus vuelve a aparecer. En definitiva, poder preparar rápidamente vacunas y tratamientos. Aunque parezca improbable, existe la posibilidad de que el virus de la viruela se pueda crear sintéticamente, ser utilizado como arma biológica con gran capacidad de dispersarse y causar un gran problema de salud mundial al encontrar a una población sin inmunidad.

El virus de la viruela es uno de los agentes más temidos por su capacidad de provocar enfermedades serias, como fiebre severa o pústulas que desfiguran, así como por la habilidad de este agente de transmitirse de persona a persona.

A lo largo de los años se han encontrado muestras de viruela en algunos laboratorios sin intención aparente de causar daño. El caso más conocido fue el de un laboratorio que descubrió que tenía viruela almacenada desde hacía décadas. Así consta en el informe de la OMS de abril de 2019:

En junio de 2014 se encontraron en un centro de Estados Unidos dieciséis viales con decenios de antigüedad que contenían material liofilizado y que estaban rotulados como viruela o de los que se sospechó que podía contener material relacionado con la viruela. Después de trasladarlos en condiciones de seguridad al repositorio autorizado de la OMS y de su análisis, se comprobó que seis de estos contenían ADN del virus variólico y virus viables cuyo genoma se secuenció completamente. Los especímenes secuenciados pertenecían a tres cepas de virus de la

viruela ya conocidas y a una cepa hasta entonces desconocida.
Todos los especímenes fueron destruidos en presencia de perso-
nal de bioseguridad de la OMS, de un miembro del Comité
Asesor de VECTOR y otros testigos.

Mucho antes de 1980, cuando la viruela se declaró erradicada, se dejó de vacunar en las áreas donde ya no había presencia del virus. Si el virus se liberara, se encontraría con una gran población sin inmunidad contra él, con el agravante de que actualmente hay mucho más tránsito de personas de un país a otro, lo cual favorecería la dispersión del virus.

Inger dirige también el centro colaborador de la OMS para la viruela y otras infecciones por poxvirus encargado de desarrollar estrategias de prevención ante posibles eventos terroristas, mejorar la capacidad de identificar el virus si aparece y desarrollar vacunas de tercera generación para prevenir su infección. El virólogo Antonio Alcamí, junto con Mariano Esteban, representan a España en este centro:

El comité se creó porque la OMS había decidido destruir las úl-
timas muestras del virus en el año 1999, pero en ese momento no
teníamos vacunas nuevas, no teníamos buenos métodos diagnós-
ticos y no teníamos antivirales. Entonces la OMS decidió retener
estos stocks de muestras del virus de la viruela en Estados Unidos
y en Rusia, y establecer un programa de investigación para defi-
nir el momento adecuado para destruir el virus.

Ese momento podría haber llegado ya. Los científicos reconocen que tenemos información suficiente para estar preparados frente a la potencial liberación del virus.

Ya tenemos una vacuna más segura. También disponemos de
antivirales. Necesitamos dos: uno ya licenciado y el otro a punto

de hacerlo, y tenemos test de diagnóstico fiables. Con lo cual, a partir de ese momento, la OMS ha cumplido su programa de investigación y estaría preparada para decidir si se destruye o no el virus.

Recientemente se ha autorizado una nueva vacuna frente al virus de la viruela, pero la mayoría de los países guardan en sus reservas estratégicas dosis de la vacuna clásica que, además de existir la posibilidad de que estén fuera de plazo, causan efectos secundarios. Estas vacunas clásicas cumplieron una gran función en su momento, pero ahora deberían ser renovadas por vacunas más seguras.

En España tenemos apenas dos millones de vacunas clásicas que se compraron en el año 2003 y que requieren un tiempo de elaboración, ya que deben diluirse. Países como Estados Unidos guardan vacunas en un número proporcional a su población.

Como me comenta Antonio, es cuestión de presupuesto: invertir dinero en vacunas contra los virus que nos afectan ahora y no contra un virus sobre el que existen pocas posibilidades de que debamos enfrentarnos nuevamente a él.

Pero la historia se complica un poco más, y aquí la naturaleza vuelve a recordarnos que existen virus emergentes y zoonosis y que hay virus muy parecidos a la viruela que esta vez sí tienen hospedador animal y regularmente intentan saltar al ser humano. Uno de los que más preocupa es el Monkeypox, la viruela del mono.

El Monkeypox produce en los humanos una infección parecida a la viruela, quizá no con tanta mortalidad. El virus hace lo que todos los virus emergentes, saltan al hombre esporádicamente e intentan adaptarse, pero por ahora no lo ha conseguido.

El virus se identificó por vez primera en 1970 en la República Democrática del Congo en un bebé de nueve meses y, desde entonces, el 95 % de los casos han aparecido en ese mismo país.

Se cree que el virus tiene a los roedores como reservorio, al igual que sucede en la mayoría de la familia de los poxvirus, a la que pertenecen la viruela o el Monkeypox, pero puntualmente infectan al mono, y desde este animal se transmite al ser humano. Hay dos: el de la cuenca del Congo y el de África occidental, con letalidades distintas.

En la República Democrática del Congo hay un laboratorio de vigilancia financiado por Estados Unidos para observar y analizar esta transferencia de virus de mono o de otros animales al hombre. ¿Qué está ocurriendo ahora? Como hay menos personas que han recibido la vacuna de la viruela, que es una vacuna que protege también contra el Monkeypox, empieza a haber más casos porque la gente no está protegida y el virus tiene más oportunidades de saltar al ser humano.

Entre el 1 de enero y el 13 de septiembre de 2020, se registraron un total de 4.594 casos sospechosos de viruela del mono, incluidos 171 fallecidos, con una tasa de letalidad del 3,7 %, según informa la plataforma ReliefWeb de la Oficina de Naciones Unidas para la Coordinación de los Asuntos Humanitarios (OCHA). El primer pico epidémico se observó a principios de marzo de 2020 con 136 casos notificados semanalmente. El informe advierte de la insuficiencia de fondos para responder a los múltiples brotes que se están produciendo en el país. Las deficiencias de la vigilancia y los laboratorios, junto con un elevado número de refugiados que cruzan la frontera a países como Angola, podrían contribuir a una mayor propagación del brote. Se han reportado casos de viruela del mono en otros países africanos, como Camerún, Liberia, la República Centroafricana o Nigeria.

Se identificaron casos puntuales e importados también en Israel y el Reino Unido en 2018, y en Singapur en 2019, todos ellos identificados rastreando diagnósticos de viajeros de Nigeria. En el Reino

Unido, se confirmó un caso secundario en un trabajador sanitario. Hasta ahora, el Monkeypox no ha aprendido a transmitirse entre personas. Se trata de infecciones puntuales, pero es un virus que hay que vigilar y, si termina saltando entre especies y transmitiéndose entre seres humanos, tenemos que estar preparados.

De hecho, hubo un brote en Estados Unidos en el año 2003 que creó una gran alarma porque empezaron a aparecer casos de Monkeypox. El brote se originó porque importaron ratas de Gambia que estaban infectadas y que la gente utiliza como mascotas. Esto fue lo que hizo que el virus pasara al ser humano. Tuvieron la suerte de que, de nuevo, esa infección entre personas no causaba tanta mortalidad.

La propia OMS reconoce que, con el éxito de la erradicación de la viruela y el cese de la vacunación contra este virus, el Monkeypox aparece más frecuentemente en poblaciones no vacunadas y recomienda que las personas que investigan esta enfermedad o que participan en el cuidado de personas o animales infectados por este virus reciban la vacuna de la viruela.

Espera, te cuento

La vacuna contra el peor virus que ha afectado al ser humano

La primera vacuna de la historia fue la del virus de la viruela. Y se desarrolló cuando no se sabía qué era un virus y mucho menos estaba aceptada la idea de que pudiéramos adquirir inmunidad utilizando deliberadamente la inoculación de un agente infeccioso.

Solo se conocía la práctica de la variolización, utilizada inicialmente en la India y la China alrededor del año 1000 d. C. La idea era exponer e inocular pus o costras de viruela por distintas vías, como la cutánea, utilizando materiales que estaban contaminados, como sábanas, o por vía nasal, con el objetivo de provocar una enfermedad más leve que protegiera frente a la exposición directa al virus. La variolización se extendió a muchos países y llegó a Europa, pero tenía el riesgo de que podía inducir la aparición de la enfermedad y no siempre conseguía el objetivo de inmunizar. Curiosamente, en la actual situación de la COVID-19, hay estudios en marcha sobre el posible papel de las mascarillas como agentes de variolización, al haber permitido reducir la cantidad de virus con la que nos infectamos gracias a esta medida de protección. La historia nos devuelve muchas veces al pasado cuando hablamos de la lucha contra los agentes infecciosos.

La viruela era ya una enfermedad devastadora cuando hizo su aparición el médico y científico que probablemente más vidas ha salvado en toda la historia, Edward Jenner. Británico de nacimiento, Jenner se formó en cirugía y farmacia. Hombre atento a todo lo que sucedía a su alrededor, Jenner escuchó que las ordeñadoras de vacas aseguraban quedar protegidas contra la viruela cuando se infectaban de la viruela bovina, una enfermedad que se transmitía de vacas a seres humanos y que ocasionaba pústulas en las manos. En algunos relatos de aquella época aparece la historia de una ordeñadora que visitó a Jenner para que examinara los granos que tenía en las manos, y fue ella la que le aseguró que no podía ser viruela, porque estaba protegida tras haberse infectado de la viruela bovina.

Y, con la chispa de una idea, comenzó la gran carrera para crear la primera vacuna de la historia de la humanidad.

Jenner aisló el virus de la viruela que infecta a las vacas, el Cowpox. El virus originariamente es de ratón, pero también infectaba a las vacas donde Jenner lo encontró.

Tras realizar experimentos en animales, el médico británico realizó el primer acto de vacunación probando su idea en un niño de ocho años, James Phipps. Jenner utilizó muestras tomadas de la mano de una ordeñadora llamada Sarah Nelmes, a quien su vaca Blossom había contagiado de viruela, para inocular el virus al pequeño James. El niño contrajo la viruela bovina. Cuando se recuperó, el médico británico le inoculó la viruela humana y el niño no enfermó. Había desarrollado inmunidad.

Hasta la aceptación del concepto de vacunación de Jenner pasaron muchos años, y él sufrió enormes críticas, mofas y grandes gestos de rechazo de instituciones como la propia Royal Society, donde presentó su experimento en 1797. Pero la humanidad le debe a Jenner haber continuado con su trabajo vacunando a niños, incluido su propio hijo de once meses, para demostrar que la vacuna funcionaba. Y funcionó. Un año más tarde del gran rechazo de la comunidad científica, Jenner publicó su investigación en la que acuñó el término *vacuna*, del latín *vacca*.

Jenner acabó sus días como médico rural a pesar de su enorme fama y seguía vacunando gratis a pobres y a ricos en una cabaña que tenía en su jardín. Dicen las crónicas que, en el año 1800, llegó a vacunar a doscientas personas en un solo día, con lo que inauguró el concepto que ahora nos es tan familiar de vacunación masiva.

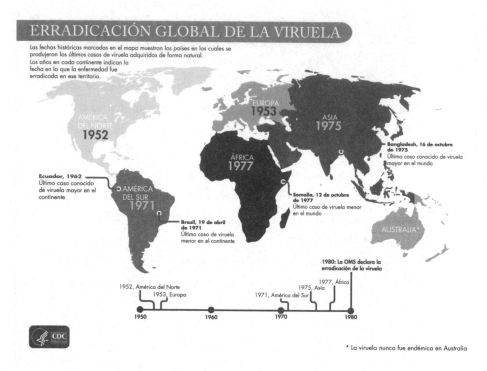

ERRADICACIÓN GLOBAL DE LA VIRUELA

Las fechas históricas marcadas en el mapa muestran los países en los cuales se produjeron los últimos casos de viruela adquiridos de forma natural.
Los años en cada continente indican la fecha en la que la enfermedad fue erradicada en ese territorio.

AMÉRICA DEL NORTE
1952

EUROPA
1953

ASIA
1975

ÁFRICA
1977

Bangladesh, 16 de octubre de 1975
Último caso conocido de viruela mayor en el mundo

Ecuador, 1962
Último caso conocido de viruela mayor en el continente

AMÉRICA DEL SUR
1971

Somalia, 12 de octubre de 1977
Último caso de viruela menor en el mundo

Brasil, 19 de abril de 1971
Último caso de viruela menor en el continente

AUSTRALIA*

1980: La OMS declara la erradicación de la viruela

1952, América del Norte · 1953, Europa · 1971, América del Sur · 1975, Asia · 1977, África

1950 — 1960 — 1970 — 1980

CDC

* La viruela nunca fue endémica en Australia

Erradicación mundial de la viruela.
Centro para el Control y la Prevenciónde Enfermedades (CDC),
Atlanta, Estados Unidos.

Han pasado más de doscientos años y aún sorprende pensar en la genialidad de la idea de Jenner de utilizar un virus de la familia poxvirus, que afecta a la vacas, para proteger contra otro poxvirus, que afecta a humanos, en una época en la que ni siquiera se sabía realmente qué era un virus.

Con el tiempo, la vacuna fue mejorada y el virus que se utilizó para preparar la vacuna, ser inoculado y erradicar la viruela pasó a ser el virus conocido como Vaccinia. Antonio Alcamí me explica:

Es un virus real, pero realmente no conocemos su origen porque ya no lo encontramos en la naturaleza. La hipótesis es que podría ser un virus de caballo que ya no existe. En cualquier caso, es un virus

que simplemente produce una infección muy leve y atenuada en el ser humano, no nos produce una infección sistémica, no nos mata, simplemente nos produce una pequeña lesión en la piel. No es el virus de la viruela, pero es muy parecido e induce anticuerpos y una respuesta celular capaz de reconocer al virus de la viruela.

La vacuna que se utilizó para la erradicación nos libró de la viruela, pero producía efectos secundarios. El virus Vaccinia se replica, se multiplica en nuestras células, aunque esté atenuado, y puede generar encefalitis o miocarditis. En la actualidad, existe una nueva vacuna ya aprobada que utiliza una variante del virus Vaccinia y produce una infección mucho más limitada, con la ventaja de que genera inmunidad suficiente contra el virus de la viruela. Puede incluso administrarse a personas con inmunodeficiencia, a las que la anterior vacuna generaba importantes efectos secundarios. Y esta nueva vacuna es la que se espera que comience a sustituir a la clásica en nuestras reservas estratégicas, tanto para disponer de dosis que nos permitan luchar contra un potencial y poco probable ataque bioterrorista como para vacunar a la población si el Monkeypox y otros virus de la misma familia se adaptaran al ser humano.

En el caso de la viruela, el problema que se genera al desarrollar una vacuna contra un agente que ya se ha erradicado es confirmar que la vacuna nueva es igual de efectiva que la antigua. No hay forma de saberlo porque no se puede testar en la población. La única evidencia que tenemos es que, al menos en tres modelos animales diferentes, que son ratones, conejos y monos, esta vacuna genera una protección contra el virus de la viruela y otros similares, algo parecido a lo que hacía la vacuna clásica. Por lo tanto, sabemos que también induce anticuerpos en humanos de forma similar, con lo cual yo creo que es una vacuna más que válida, pero nunca se ha testado en el campo de batalla que sería una epidemia real de viruela.

Prácticamente todos los países tienen un protocolo de seguridad para enfrentarse a un posible ataque bioterrorista con viruela. El plan incluye, en primer lugar, la inmunización del personal sanitario y de seguridad para poder contener a las personas infectadas y detener la transmisión del virus. La OMS segura en uno de sus últimos informes:

La cantidad estimada de vacuna antivariólica disponible en las reservas de todo el mundo es de seiscientos o setecientos millones de dosis. La capacidad de producción podría incrementarse. El tamaño actual de la reserva de la OMS, incluida la reserva comprometida, sería adecuado para responder a un brote. La secretaría está preparando ejercicios de simulación para poner a prueba dichos procedimientos.

Si conocemos ya todo lo que necesitamos sobre el virus de la viruela y tenemos vacunas clásicas y de nueva generación, ¿para qué necesitamos mantener las muestras en los centros norteamericano y ruso?

Según las últimas reuniones celebradas por el centro colaborador de la OMS, las muestras ayudarían a desarrollar más y nuevos antivirales. Pero, ¿merece la pena conservar un virus tan serio cuando tenemos la oportunidad real de erradicarlo?

Le pregunto su opinión directamente a Antonio Alcamí.

Yo he cambiado de opinión porque creo que no tenemos el conocimiento científico para saber hasta qué punto puede ser útil tenerlas. Pongo un ejemplo. Hay cientos de muestras en estos repositorios, pero muchas de estas ya no pueden reproducirse porque ya no son infecciosas. En ese caso, yo hubiera dicho que es mejor tirarlas. No las necesito porque no puedo hacer nada con ellas. Pero en la actualidad tenemos una tecnología mucho más sensible que nos permite secuenciar esa muestra. Es decir, si hubiéramos tirado a la basura esas muestras, no habríamos podido disponer de ellas cuando llega-

mos a tener una tecnología que nos permite encontrar información interesante. Un argumento a favor de su destrucción es que ya tenemos suficiente conocimiento. Otro argumento que se ha puesto encima de la mesa es la posibilidad de sintetizar el virus de nuevo y resucitarlo desde cero, por lo que da igual si se destruyen porque, si lo necesitamos, lo podemos volver a construir.

Yo estoy en contra de destruir las muestras porque pienso que hay más cosas que a lo mejor podemos averiguar, y para eso necesitaremos el virus.

A día de hoy, la OMS no ha marcado en el calendario una nueva fecha para destruir definitivamente el virus que ha causado las mayores pandemias de la historia.

10

¡Tengo una idea!
La investigación básica:
soñar con fundamento

Décadas después de la erradicación de la viruela, el virus Vaccinia vuelve a ser la base para desarrollar una nueva vacuna, esta vez contra el SARS-CoV-2. La está desarrollando el equipo que lidera el científico Mariano Esteban en el Centro Nacional de Biotecnología de Madrid. Mariano, junto con Juan Arriaza, formó parte del grupo de científicos que tuvieron claro que el virus SARS-CoV-2 era capaz de provocar una pandemia.

> *Sí, inmediatamente después de recibir la secuencia genética en el laboratorio, dije: «Vamos con este virus, que va a tener implicaciones importantes.» Estábamos siguiendo lo que ocurría en China y veíamos que era algo muy serio.*

En apenas unos días desde que se publicó la secuencia genética del SARS-CoV-2, el equipo comenzó a diseñar un prototipo de vacuna. Este es el primer gran paso para iniciar el desarrollo de una futura vacuna, el momento clave de la gran apuesta y la elección del modelo que puede ser eficaz contra un nuevo virus. Mariano lo tuvo claro.

Lleva trabajando con poxvirus, el tipo de virus que se utilizó como vacuna para erradicar la viruela desde la década de los setenta.

Decidimos utilizar la tecnología que habíamos empleado con otros modelos candidatos a vacunas contra virus como Zika, chikungunya o Ébola; al ser la misma tecnología nos era relativamente fácil apostar por esta idea. Nos basamos en una variante de la vacuna que se utilizó para erradicar la viruela para introducir genes del coronavirus, en particular el gen de la espícula, y desarrollar una vacuna.

Apuestan por la tecnología llamada *virus vector*. Se basa en utilizar el virus Vaccinia como vehículo, un perfecto transportador que llevará a nuestras células las instrucciones para que produzcan la parte del virus «enemigo» contra el que nos queremos defender.

En este tipo de vacunas, los científicos pueden utilizar como vehículo un virus que no sea dañino para los seres humanos o modificarlo para que esté desprovisto de la capacidad de causar una enfermedad, pero manteniendo propiedades intactas que sean esenciales para poder utilizarlo como vacuna, como, por ejemplo, la capacidad de introducirse en nuestras células. Los científicos introducen un mensaje en este virus vector, siempre en lenguaje genético, con unas instrucciones para que nuestras células realicen una tarea que nos interesa. En el caso de estas vacunas, el mensaje —y aquí viene el truco— es la receta para que nuestras células fabriquen, o expresen, una parte del virus contra el que nos queremos defender. Esa parte, la mínima esencial para que nuestro sistema inmunológico la reconozca y actúe, se conoce como antígeno. Puede tratarse de una o varias proteínas de la superficie del virus enemigo, por ejemplo. En el caso del virus SARS-CoV-2, los científicos han elegido la proteína S, muy reconocible. En cuanto nuestras células la producen, el sistema inmunológico reacciona y crea las defensas.

El virus Vaccinia es muy eficaz, penetra en la mayor parte de las células. Se transcriben miles y miles de copias, gran cantidad de material genético; al expresar la proteína S del coronavirus, se producen infinidad de réplicas. El virus es una factoría que fabrica durante todo su estadio de replicación, porque solamente replica durante un ciclo, no produce progenie. Esto activa una respuesta inmune muy amplia, muy potente. Como consecuencia, produce respuestas humorales, anticuerpos neutralizantes y linfocitos, con un amplio espectro de células T movilizadas. También se activan células de memoria, que son las encargadas de mantener una respuesta protectora durante largo tiempo.

Con el diseño claro y el virus vector ya modificado, al que los científicos le han introducido la secuencia genética de la proteína S, van a realizar un primer ensayo en células animales para ver si las células expresan la proteína S del virus y, en definitiva, comprobar que todo es correcto. Esta parte de la investigación se conoce como «en vivo». Si se supera, la investigación pasará a la experimentación preclínica, al ensayo del prototipo de vacuna, en animales de laboratorio. Todas estas fases deben cumplimentarse perfectamente para que la vacuna sea aprobada. Las agencias reguladoras verán paso por paso todos los resultados que el prototipo de vacuna ha ido superando, célula a célula, animal a animal, para permitir que posteriormente se pruebe en seres humanos, el paso definitivo a la investigación clínica. El equipo de Mariano ha probado la vacuna en al menos dos modelos animales en las fases I y II.

En la fase I con el ratón. Hemos demostrado la eficacia de la vacuna con una y dos dosis, primero en ratones normales, para comprobar la inmunogenicidad, la producción de anticuerpos y la activación de linfocitos T. Cuando estuvimos seguros de que el modelo se comportaba bien, que producía todo ese tipo de respuestas, anticuerpos neutralizantes y demás, pasamos al ratón humanizado, que es un ratón susceptible a la infección por este virus, modificado para que exprese el gen humano del receptor del coronavirus ACE2 (el receptor-cerradura que tenemos en nuestras células que permite al virus adherirse a estas).

Cuando los ratones humanizados y vacunados con las dos dosis fueron expuestos al virus, la vacuna demostró una protección completa. Comprobaron la eficacia y ausencia de virus en los pulmones y otros órganos, y la vacuna ha resultado ser muy eficaz. Los resultados se han publicado ya en una revista científica para avanzar en la validación y consolidación de la investigación.

En la fase II pasamos al hámster. Esto lo hemos hecho con un grupo belga con el cual hemos hecho el mismo experimento, con una y con dos dosis. A continuación se han analizado los resultados y hemos visto que la vacuna también protege a este animal.

Superadas estas fases, llega el gran desafío de la experimentación en animales: probar la vacuna en macacos.

La investigación con animales

Compartimos biológicamente con los animales prácticamente todos nuestros procesos biológicos y muchos de nuestros genes. Además, en número de genes, nos diferenciamos de ellos mucho menos de lo que tradicionalmente pensábamos. Este fue uno de los resultados más curiosos que nos ofreció el Proyecto Genoma Humano. Si alguna vez la historia nos colocó en el centro del universo, el Proyecto Genoma nos situó «a la altura de un gusano». Hasta el 60 % de nuestros genes están también representados en la mosca del vinagre, uno de los insectos más utilizados en laboratorios de todo el mundo para el estudio de disciplinas como la biología de la evolución, y hasta un 95 % en los ratones. Por eso, las pruebas con animales proporcionan una primera información fundamental para saber si las vacunas ofrecen protección.

Los resultados de esta fase preclínica son evaluados por la agencia reguladora correspondiente de cada país. En España, la Agencia Española de Medicamentos y Productos Sanitarios (AEMPS), se encarga de toda la evaluación que deberá decidir si las investigaciones realizadas permiten pasar de los animales al ser humano, a la fase I de los ensayos clínicos. Agustín Portela, responsable de la unidad de evaluación clínica de vacunas humanas de la AEMPS, me explica el proceso:

Para la fase preclínica hay una serie de requisitos mínimos establecidos reflejados en unas guías en las que se describe una serie de experimentos que se deben realizar con diferentes especies animales. Hay que demostrar que la vacuna induce respuesta inmune en un modelo animal, generalmente en forma de anticuerpos. También hay que demostrar que el producto no es tóxico, identificar cualquier señal que pueda indicar una toxicidad en humanos, que no produce defectos de malformación genética y que no interfiere en el embarazo, entre otras valoraciones.

En el caso de la COVID-19, en principio las investigaciones se podían realizar en ratones y conejos, pero rápidamente se comprobó que se podía infectar a monos.

Si hay un animal esencial en la investigación de las vacunas contra el SARS-CoV-2 es el macaco Rhesus, el animal con el que compartimos más del 90 % de nuestro genoma y que además desarrolla síntomas parecidos cuando se infecta con este virus. Ya nos ayudó en las investigaciones con el MERS, el coronavirus que apareció en 2013, y se afianzó como modelo animal preferente.

En un proceso normal, esta parte es imprescindible antes de pasar a ensayar con humanos. Antes de empezar un ensayo clínico, las agencias pedimos que estas dos cosas estén demostradas en la fase preclínica: que la vacuna induce respuesta inmune y que no hay toxicidad.

En España, las limitaciones para trabajar esta última fase de la investigación son muy grandes. El equipo de Mariano lo consiguió gracias a su larga experiencia y a la colaboración con investigadores de otros países.

En esta fase III nos piden experimentación en macacos. En abril de 2020 intentamos colaborar con colegas de Harvard, Texas, París y otros lugares. Pero había que ponerse en una lista de espera que llegaba a finales de 2021. Finalmente, gracias a las amistades y las colaboraciones que uno lleva haciendo con el centro de primates no humanos holandés, pudimos trabajar con ellos para hacer el experimento con macacos.

Un ensayo en animales para demostrar la eficacia de una vacuna, como el realizado por Mariano y su equipo, requiere más de cien animales: unos cincuenta ratones comunes, setenta ratones humanizados, cincuenta y dos hámsteres y doce macacos.

Cuando escribo estas páginas, el modelo candidato a vacuna está esperando la aprobación para ser ensayado en seres humanos. Mariano Esteban, uno de los grandes científicos españoles, concluye:

Yo soy optimista en este sentido, pero hasta que no vea los datos no lo sabremos. Sin embargo, a medida que vamos avanzando, vemos que se van cumpliendo todas las expectativas para que la vacuna sea eficaz.

La investigación básica es el pilar de la ciencia. Todos los grandes descubrimientos han pasado por una fase de investigación básica. Es la fase de las ideas, de generar conocimiento, planteamientos, nuevos retos, nuevas líneas y vías de investigación. El país que apuesta por la ciencia tiene una base sólida de científicos trabajando en investigación básica.

Espera, te cuento

Balmis: la expedición que vacunó al mundo

Si la pandemia actual ha obligado a la ciencia a conseguir vacunas en menos de trescientos días, la pandemia de la viruela obligó a mantener la vacuna viva durante viajes transoceánicos. La vacuna contra la viruela de Edward Jenner llegó a España en el año 1800.

El mundo de entonces no era el globalizado de ahora, pero ya empezaban a hacerse grandes viajes. La pandemia se extendió cuando los colonizadores comenzaron a llegar a América: las poblaciones indígenas no poseían anticuerpos contra el virus, que se propagó rápidamente por el continente americano.

En 1803, el español Francisco Xavier Balmis, médico personal del rey Carlos IV, propuso al monarca, preocupado por el avance de la viruela en las posesiones de la Corona, llevar la vacuna hasta ultramar. Pero viajar a América suponía entonces embarcarse en una travesía larga, de meses o incluso años, y llena de peligros. ¿Cómo conseguir que las muestras, que duraban unos pocos días, pudieran conservarse tanto tiempo sin los sistemas de refrigeración con los que hoy contamos? Para que fuera efectiva, la vacuna se debía mantener viva durante todo el viaje.

Balmis tuvo entonces una idea muy atrevida e impensable según nuestra ética actual: utilizar como «recipientes» a veintidós niños recogidos en orfanatos de La Coruña, Santiago y Madrid. El plan era el siguiente: durante los días que durara la navegación, el virus sería inoculado sucesivamente en dos niños cada vez, para asegurarse de que la vacuna sobreviviría en caso de que uno de ellos muriera. Durante la travesía, fueron inoculando la vacuna sucesivamente en el brazo de un niño diferente cada quince días. Los niños que recibían una dosis del virus utilizado para vacunar eran aislados del resto. Unos días más tarde, se extraía líquido de sus pústulas para vacunar a los dos siguientes. Y así sucesivamente, hasta llegar al destino. Jenner ya había demostrado que el procedimiento era eficaz.

La Real Expedición Filantrópica de la Vacuna, hoy conocida también como Expedición Balmis, apoyada y sufragada por la Corona, salió del puerto de La Coruña el 30 de noviembre de 1803 en la corbeta María Pita, con Balmis como director, su colega José Salvany como subdirector, y el resto de su equipo: la enfermera y rectora del orfanato de La Coruña, Isabel Zendal, médicos, enfermeros y los veintidós niños que conseguirían que la vacuna llegara a América.

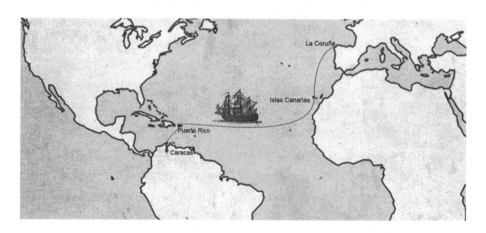

Recorrido de la expedición Balmis. Cátedra Balmis de Vacunología. Universidad de Alicante. https://balmis.org/expedicion-vacuna-1803-1813/

En diciembre, la expedición realizó su primera escala en Tenerife, donde diez pequeños de distinguidas familias recibieron la vacuna, que luego se extendió al resto de la población y, en una segunda fase, a la totalidad de las islas Canarias. Después se dirigió a Puerto Rico y a la actual Venezuela, donde fue recibida con alborozo. Tras casi dos meses en Venezuela, la expedición se dividió en dos: Salvany dirigió la expedición a Santa Fe de Bogotá, Lima (teniendo que superar importantes problemas con el virrey de Perú) y Buenos Aires. Balmis continuó hacia La Habana, Yucatán y el resto de México.

Uno de los grandes éxitos de la expedición fue enseñar la técnica y difundirla. Incluso se crearon Juntas de Vacunas que aseguraron la conservación de las vacunas y la continuación de las inmunizaciones.

La expedición continuó su periplo hacia las islas Filipinas, donde llegó en 1805. Se cumplían ya dos años de viaje con el virus fresco y vivo en los brazos de los niños. Balmis solicitó al monarca español permiso para dirigirse con algunos de ellos a Macao, entonces colonia portuguesa, y extender la vacunación también a China.

El 7 de septiembre de 1806, Balmis regresó a Madrid, donde el rey Carlos IV lo recibió con todos los honores. Su equipo y los niños que viajaron con él habían vacunado a miles de personas en más de medio mundo contra la enfermedad más mortífera de la época.

«Fue la primera expedición sanitaria de ámbito mundial, un hito de la medicina, la primera misión humanitaria de la historia y la primera campaña de vacunación masiva», asegura el científico Luis Enjuanes, coautor del libro *La Real Expedición Filantrópica de la Vacuna. Doscientos años de lucha contra la viruela*. Enjuanes es uno de los mayores expertos en coronavirus del mundo y el científico que lidera el desarrollo de la que puede ser la vacuna más innovadora hasta ahora contra el SARS-CoV-2.

La vacuna de Luis Enjuanes

Tenemos la capacidad de crear un virus nuevo que antes mataba y ahora, no solo no te mata, sino que te vacuna.

Luis Enjuanes ha dedicado toda una carrera científica de más de treinta y cinco años al estudio de los coronavirus.

En el año 2000, el laboratorio que dirige fue el primero del mundo en desarrollar un sistema que permitió crear el primer coronavirus sintético gracias a la ingeniería genética, con un sistema de genética reversa. Desde ese momento, su equipo sabe muy bien cómo modificar los coronavirus, cómo despojarlos de alguna de sus características o añadirles otras nuevas, suprimiendo o añadiendo genes.

Con la información única, la formación y el conocimiento de Luis Enjuanes y su equipo, entre los que se encuentran Isabel Solá y Sonia Zúñiga, la vacuna tenía que ser distinta.

Estos científicos van más despacio que los demás porque están elaborando una estrategia nueva con la que poder inmunizarnos de forma amplia, duradera, eficaz y rompiendo la transmisión del virus, una cualidad que ninguna de las vacunas actuales ha logrado desarrollar.

Han pasado ya veintiún años desde que supimos que un virus atenuado es una vacuna en potencia. ¿Cómo podemos atenuar un virus? Sabemos que, en general, lo que hace que los virus sean virulentos no es su capacidad de crecer. Por ejemplo, podrían estar creciendo muchos virus en tu intestino sin causarte ninguna patología. Lo que produce el daño es que esos virus lleven lo que llamamos genes de virulencia.

El término *virulencia* hace referencia a la enfermedad que nos puede ocasionar un virus. Durante la pandemia, hemos aprendido que las variantes que están apareciendo del SARS-CoV-2 se consideran de preocupación si cumplen tres características: que sean más transmisibles, que puedan afectar a la inmunidad generada por las vacunas o la inmunidad natural que desarrollamos tras la infección, o que agraven la enfermedad. Aquí interviene el factor de la virulencia. Luis Enjuanes continúa:

¿Qué son esos genes? ¿Qué hacen? Un gen de virulencia es un gen que lleva el virus y que normalmente no es esencial para su replicación [para multiplicarse en las células], *pero esos genes consiguen suprimir la respuesta inmune innata, la que tenemos desde que nacimos y que en tres horas ya está en el frente de batalla. Si le quitamos esos genes al virus, ya no puede paralizar la respuesta inmunológica y, por consiguiente, el sistema inmunológico responde y pasa a ser quien controla al virus.*

Gen a gen, el equipo de Enjuanes ha ido localizando y suprimiendo del coronavirus los genes de virulencia. Lo han realizado en colaboración con los NIH, los Institutos Nacionales de Salud de Estados Unidos. Los científicos españoles se han encargado de modificar el virus y los norteamericanos de conseguir ratones modificados genéticamente que fueran susceptibles de ser infectados por el coronavirus, que es un virus humano, aunque su procedencia sea animal.

Entonces nos dimos cuenta de que, eliminando determinados genes, el virus se atenuaba. Así que decidimos probarlo en un ratón. Cuando se lo administramos, no le produjo ninguna enfermedad. Así que inmunizamos a ratones con este virus atenuado. Tres semanas después les hicimos a los ratoncitos un desafío letal: los pinchamos con cien mil unidades infectivas, más que suficientes para matar a todos los ratones. Pero no fue así. Ninguno murió. Así que teníamos una vacuna.

Si hay una frase que se me ha quedado grabada tras entrevistar y escuchar las conferencias de Luis Enjuanes es la siguiente: «De un virus jamás te puedes fiar.» Por eso, los científicos no dejaron de trabajar, aunque hubieran conseguido ya un virus atenuado que podría servir de vacuna. Querían dar un paso más para hacerlo verdaderamente indefenso, desnudo de peligros, un virus casi domesticado.

Yo nunca aprobaría vacunar con un virus atenuado. Se pueden atenuar con toda la ingeniería genética que quieras, pero estos van mutando y pueden volverse virulentos otra vez, porque evolucionan muy rápidamente.

La segunda observación más importante que hicimos fue que, al quitarle al virus un determinado gen —que en este caso fue el gen de la envuelta, el gen E—, el virus no se podía propagar. ¿Qué quiere decir esto? Los virus se caracterizan porque se transmiten de una célula a otra y se extienden por todo el organismo. Al quitarle el gen E, el virus infecta una célula y se reproduce dentro de esa célula, pero es incapaz de salir de ella y de infectar a las células vecinas. En inglés esto se conoce como replication-competent propagation-deficient, *competente en replicación pero deficiente en propagación. Al no poder propagarse, no puede evolucionar.*

Pero esto no es un virus, ¡es un «replicón»!

Gracias a las modificaciones que el equipo ha realizado en el coronavirus, al ingenio y conocimiento adquirido en ingeniería genética, el producto final no se parece nada al virus original en su capacidad de generar enfermedad o propagarse.

Ya no se le puede llamar virus, porque los virus se propagan. Lo llamo replicón ARN. ¿Por qué lo llamo replicón? Porque se autoamplifica, se autorreplica. Una sola copia es capaz de fabricar mil o cinco mil réplicas, y esto le da mucha potencia. Las vacunas Pfizer o Moderna llevan un microgramo de ARN mensajero y no se autoamplifica. Nuestro replicón ARN se autorreplica y transporta la maquinaria necesaria para que se hagan más copias. Es mucho más potente.

En esta importante carrera por conseguir la mayor eficacia posible frente al coronavirus, el replicón de Luis Enjuanes ha aventajado al resto de las vacunas, y ha conseguido una inmunidad mucho más completa, robusta y amplia, ya que es capaz de codificar diversas proteínas, no solo la S, como hacen todas las vacunas aprobadas actualmente contra el coronavirus.

La S es esencial porque es el principal inductor de anticuerpos neutralizantes, así que necesariamente el replicón debe incluirla. Todas las vacunas contra la COVID-19 aprobadas llevan la proteína S, pero ninguna otra. Nuestro replicón lleva también otras proteínas, como, por ejemplo, la N de la nucleoproteína, que induce linfocitos citotóxicos y linfocitos T helper, que aumentan la respuesta inmune.

Además, esta nueva vacuna tiene otra ventaja: se administra por vía intranasal. Las vacunas actuales se administran por inyección intramuscular y no son esterilizadoras, es decir, que personas vacunadas pueden infectarse y transmitir el virus. Una vacuna que impida la transmisión del virus sería capaz de detener la propagación del SARS-CoV-2.

Si queremos inmunizar a una persona para que sus órganos internos estén protegidos —lo que llamamos inmunidad sistémica—, *utilizamos la inyección intramuscular para que la sangre transporte la vacuna por todo el organismo. Así funcionan las vacunas de la polio, el sarampión y la viruela. Pero si el objetivo es inmunizar las mucosas bucales, oculares, nasales, respiratorias y entéricas, que están en contacto con el exterior, la inmunidad debe inducirse de otra manera.*

Enjuanes me pone un ejemplo muy claro. Si queremos inmunizar la mucosa de un ojo, tenemos que administrar la vacuna directamente sobre esa mucosa. La inmunidad no viajará al otro ojo, sino que actuará de forma local. Lo mismo ocurre con el resto de mucosas. Esto se llama *inmunidad compartimentada.*

Si quieres inmunizar el tracto respiratorio, que es la vía principal de entrada del SARS-CoV-2, tienes que presentar el antígeno en las vías respiratorias, por ejemplo, en la nariz, con un espray, para que llegue al pulmón. El antígeno se presenta a los linfocitos B y T en este órgano, y ahí es donde la persona adquiere una fuerte inmunidad. Esto es lo que hemos hecho nosotros. Nuestra vacuna tiene la capacidad de esterilizar. ¿Cómo lo sabemos? Porque el virus no crece en nuestros ratoncitos inmunizados.

A día de hoy, ninguna de las vacunas aprobadas ha demostrado ser esterilizante. La mayoría de las empresas reconocen que están trabajando en otras vías de administración para conseguirlo, pero, ¿por qué no han desarrollado desde el principio este tipo de vacunas?

No lo hacen así porque las agencias reguladoras de medicamentos piden muchas más pruebas si se administra por la nariz que si se hace intramuscularmente. ¿Por qué? Porque existe la posibilidad de que la vacuna o el fármaco atraviese la barrera hematoencefálica, es decir, que pase de la sangre al cerebro. Las agencias son muy exigentes, y las farmacéuticas que han desarrollado las vacunas actuales querían ser las primeras para vender muchas dosis. Por eso desarrollaron la vacuna por vía intramuscular, que se aprueba enseguida. El riesgo de que llegue al cerebro no es cero, pero es mucho menor.
Este virus ha venido para quedarse.

Luis Enjuanes tiene muy claro que conviviremos durante años con el nuevo coronavirus. Cuando apareció, ya sabía que se trataba de un virus muy serio y con claras diferencias respecto a los coronavirus que causaron epidemias anteriores, el SARS-1 y el MERS.

Hay que entender una cosa muy importante: la diferencia entre el SARS-1 de 2002, el MERS de 2012 y este coronavirus es que los otros dos infectan básicamente dos tejidos: el tracto respiratorio y el tracto entérico. Pero el coronavirus actual infecta cualquier tejido del cuerpo humano. Empieza por la parte superior, el cerebro, y después va bajando y afecta al corazón, los pulmones, el hígado, el sistema circulatorio, el páncreas, los riñones, etcétera. Es un virus mucho más capaz de causar patologías. Provoca más de cincuenta dolencias distintas. Las personas que consiguen superar la infección, en un porcentaje de casos bajo pero significativo, padecen secuelas de combinación de una, dos o tres patologías, que pueden ser neurológicas, respiratorias y circulatorias.

La gran estrategia de este virus es su capacidad de transmitirse de forma asintomática, una característica que le ha permitido extenderse por todo el mundo e infectar a cientos de millones de personas. Su letalidad, del 2 %, no es alta, y muy inferior a la del SARS, con un 10 %, y el MERS, que alcanza el 35 %. Pero la gran cantidad de personas infectadas ha provocado que la pandemia alcance cifras de fallecidos impensables cuando se anunció su aparición.

Otra característica del SARS-CoV-2 es que vuelve loco al sistema inmunitario Lo confunde completamente, tanto en su respuesta celular como humoral, y una de las peores cosas que hace es crear anticuerpos contra tu propia respuesta inmune innata.

La vacuna de Luis Enjuanes está ya muy avanzada en su fase de investigación preclínica y adaptada a nuevas variantes. Además de eliminar diversos genes del coronavirus, el equipo ha introducido «seis o siete modificaciones» para hacerla aún más segura, cambios que aún no podemos contar porque se encuentra en fase de publicación en revistas científicas y protección de patente.

El equipo tiene ya también desarrollada y patentada la vacuna contra el MERS, un virus que sigue activo en Oriente Medio, basada también en un replicón ARN del mismo virus y que Enjuanes asegura que es «buenísima» en animales, donde también se ha probado otra contra el SARS.

No puedo dejar de preguntar a Luis Enjuanes de dónde procede su vocación, energía y entrega a la ciencia para seguir trabajando con tanta intensidad en las vacunas contra los coronavirus. Y en su respuesta percibo el enorme poder que maneja a diario. Con la misma técnica que emplea para diseñar una vacuna podría crear una bomba biológica. El mal y el bien que nos enfrenta a unos contra otros desde que somos humanos, que ha puesto a otros científicos contra las cuerdas en situaciones de guerra, teniendo que soportar la presión de sus gobiernos para desarrollar nuevas armas, la conciencia de ese enorme poder inspira a Luis para, cada día, tomar la decisión de salvar vidas.

Con el sistema de genética reversa que hemos diseñado y hemos sido los primeros del mundo en utilizar, podemos hacer que un virus se atenúe y que otro sea virulento. Podemos ser fabricantes de vacunas o podemos ser terroristas, dependiendo de si aumentamos o disminuimos la virulencia del virus. Nosotros los atenuamos y los modificamos en beneficio de la medicina.

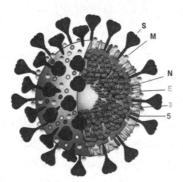

CORONAVIRUS HUMANOS

- HCoV-OC43
- HCoV-229E
- HCoV-NL-63
- HCoV-HKU1
- SARS-CoV
- MERS-CoV
- SARS-CoV-2-19

En la imagen podemos ver distintas proteínas de los coronavirus humanos en su superficie.
© Luis Enjuanes. CNB-CSIC.

GENES ACCESORIOS DEL MERS-CoV

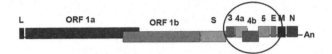

- Genes no esenciales para la replicación del virus

- Genes implicados en la virulencia del virus

- Delecionar genes de virulencia => virus
  atenuado => candidato a vacuna

El modelo de replicón de Luis Enjuanes para el virus MERS.

© Luis Enjuanes. CNB-CSIC.

11

Los ensayos clínicos: probando las vacunas en la población

Tenía tantas ganas de que me vacunaran que me dije a mí mismo: «Hasta con dudas me vacuno.» Si fuera por mí hubiera sido el primer voluntario en la primera fase de los ensayos en personas.

Los años 2020 y 2021 pasarán a la historia por la aparición de la pandemia de la COVID-19, pero también por ser los años en los que más voluntarios se han prestado a participar en ensayos clínicos para probar nuevas vacunas contra el SARS-CoV-2. Cientos de miles de personas, de todas las edades, de países tan distintos como Reino Unido, Sudáfrica, Estados Unidos o Brasil, unidos bajo el mismo propósito altruista de ayudar a demostrar que una vacuna puede protegernos frente a este coronavirus.

Kiko M. ha sido uno de los voluntarios que se ha prestado a entrar en un ensayo clínico de la vacuna de Janssen. Psiquiatra de profesión, fue jefe del servicio de salud mental del área 10 de Madrid.

¿Por qué lo hago? Al principio, por un sentimiento altruista, pero también porque me parece una oportunidad. Tengo sesenta y nueve

*años y algunas patologías previas. Al presentarme al ensayo sabía
que tenía un 50 % de posibilidades de recibir realmente la vacuna
y no el placebo y me arriesgué.*

En los ensayos clínicos se divide a los participantes entre los que
reciben realmente la vacuna y aquellos a quienes se administra un placebo, una sustancia sin actividad farmacológica. Ni médicos, ni investigadores ni pacientes saben realmente quien está recibiendo una u
otra sustancia.

Cuando el ensayo finaliza, se comparan los resultados y se puede
establecer si la vacuna protege realmente. Cuando se trata de un medicamento, se comprueba si su eficacia es superior a la del grupo placebo.

*Hay además un factor que yo llamo «vulnerabilidad socioafectiva,
económica y transgeneracional». Tengo dos hijos de diecisiete años.
Podría infectarme y enfermar. De no haberme presentado voluntario, es posible que me hubieran puesto la vacuna dentro de unos
meses, pero de este modo he ganado tiempo.*

Cuando finalizan las fases preclínica y con animales, las vacunas
tienen que superar los ensayos en seres humanos. ¿Cómo se diseña un
ensayo clínico? ¿Cómo se elige a la población en la que se va a probar
la vacuna en plena pandemia y frente a un virus nuevo?

Me he acercado al proceso de ensayo de una de las vacunas que
más se utilizan actualmente. Bajo el acuerdo de no dar nombres, he
podido recoger toda la información del proceso de diseño y ensayo de
una vacuna frente al SARS-CoV-2.

En este caso, se utilizó como base la tecnología de una vacuna ya
diseñada y ensayada para otros virus basada en un virus vector, un virus vehículo que actúa como un caballo de Troya para introducir instrucciones en las células en forma de código genético para que expresen las proteínas del virus contra el que nos queremos inmunizar. En

este caso se trata de la proteína S del SARS-CoV-2. El organismo lee esa información, empieza a fabricar la proteína y genera una respuesta inmunológica. Mi fuente, a quien llamaré VacSars2, me explica:

En una situación de emergencia pandémica, lo que prima es la velocidad. Es normal elegir una tecnología conocida, ya que así ganas seguridad y eficacia. Hay que aprovechar todo el conocimiento previo. El 11 de marzo de 2020, la OMS declaró la pandemia. El 1 de julio ya teníamos la autorización para comenzar los ensayos y aportar una solución al problema.

Todas las vacunas pasan por tres fases muy bien definidas antes de presentar la solicitud de aprobación. El primer paso es adaptar las dosis utilizadas en animales al ser humano, probando varias posibilidades.

Comenzamos la fase I a los pocos meses de declararse la pandemia, con más de mil voluntarios sanos. En esta fase observamos la reacción que produce la vacuna y si genera la respuesta inmunológica esperada por lo que respecta a los anticuerpos, respuesta humoral y celular. También comprobamos que sea segura y observamos los posibles efectos secundarios.

Mientras se realiza este trabajo, hay que elegir a la población con la que se va a realizar el ensayo, por países y edades. Se intenta hacer allí donde el virus tiene altos niveles de transmisión para acelerar los resultados. Cuanta más gente esté expuesta al virus, más rápidamente se puede comprobar el grado de eficacia del modelo candidato a vacuna. Una vacuna no tendrá nombre ni será considerada vacuna hasta su aprobación.

Queríamos disponer de una población diversa que representase la evolución de la pandemia a escala global. Por eso fuimos allí donde pensábamos que la incidencia iba a ser más alta, como Sudamérica o África, siguiendo modelos epidemiológicos y viendo dónde estaba aumentando la incidencia acumulada. También pudimos probar su eficacia frente a variantes que no existían cuando diseñamos la vacuna.

También hay que definir la edad de los voluntarios. En este caso se diseñaron dos grupos, uno de dieciocho a cincuenta y cinco años y otro de más de sesenta y cinco.

En un ensayo normal, cuando finaliza la fase I, se detienen las pruebas para analizar los resultados. En este y otros casos, las fases I y II se solaparon. La vacuna ya había sido probada contra otros virus y su seguridad era conocida.

Durante esta pandemia, la colaboración entre farmacéuticas y agencias reguladoras ha permitido, entre otras cosas, avanzar de fase en fase casi sin interrupción. Los datos se han ido analizando a medida que se recogían. En situaciones normales, cada fase se evalúa de una en una y se puede tardar meses o años en conocer todos los resultados que permiten que el ensayo clínico avance hasta su aprobación.

La fase II la llamamos «de hallazgo de dosis». Se aplican diferentes dosis en varios intervalos para ver cuál es la respuesta inmunológica, si hay que administrar un recuerdo uno o dos meses más tarde y cuál es la dosis mínima eficaz que produce una respuesta inmunológica competente. Esta información nos ayudará a desarrollar la vacuna para la población pediátrica.

En estas fases se comprueba que la respuesta a la vacuna sea la adecuada mediante pruebas en laboratorio. Como base, se utiliza suero convaleciente de una persona que haya pasado la enfermedad y tenga varios tipos de anticuerpos.

La respuesta humoral se mide en plasma convaleciente. Comprobamos si los anticuerpos generados neutralizan el virus o los pseudovirus que hemos desarrollado para hacer estos test. Hacemos lo mismo para saber si una variante es resistente a la vacuna enfrentándola en el laboratorio.

Una vez superadas las dos primeras fases, llega la gran prueba, que consiste en comprobar la eficacia de la vacuna en la vida real, enfrentándola al virus en personas de diferentes edades y países que harán una vida normal. La población seleccionada se divide en dos grupos: uno recibe la vacuna y el otro un placebo. Esto se conoce como «estudio aleatorizado doble ciego». En el estudio de la vacuna que estoy relatando, se eligió a un grupo de población de más de cuarenta mil personas. VacSar2 sigue contándome:

¿Qué esperamos ver en esta fase? El número de eventos clínicos resultante de la fase anterior. Es decir, el número de personas que se han infectado. Si la vacuna produce una respuesta inmunológica competente, lo más probable es que la mayoría de eventos se produzcan en el grupo placebo, es decir, en aquellas personas que no han recibido el candidato a vacuna.La vacuna ha superado la fase III y ha demostrado una eficacia muy alta tanto de forma global como para prevenir el desarrollo de la COVID-19 en su forma severa y crítica. La empresa prepara todos los datos para pedir oficialmente la autorización de su uso a agencias reguladoras, como la EMA.

Espera, te cuento

¿Qué le pedimos a una vacuna?

Respuestas del virólogo y científico José María Almendral

A una vacuna le pedimos que, con una o dos dosis, produzca una respuesta efectiva, que genere anticuerpos y células T, que induzca una respuesta duradera en el tiempo, que proteja de la enfermedad para la que se diseñó y que tenga memoria inmune. De este modo, cuando aparezca una reinfección por el mismo patógeno, la respuesta será contundente y rápida. Una vacuna tiene que ser segura y no causar enfermedad por sí misma, aunque una enfermedad leve puede ser inevitable y a veces aceptable. De todos modos, los efectos secundarios deben ser los mínimos posibles. Además, hay aspectos que parecen menores, pero que también pueden ser decisivos a la hora de licenciar un prototipo o implementar una campaña de vacunación, como el coste de producción, que sea accesible a la inmensa mayoría de la población, que sea estable para su transporte o almacenamiento, que sea fácil de administrar y no suponga un reto para los sanitarios, que ofrezca beneficios evidentes a la población y que se utilice para una enfermedad grave contra la cual la inmunidad natural no alcance a proteger suficientemente en muchos casos. En suma, que merezca la pena pasar por el proceso siempre complejo de organizar una campaña de vacunación.

Cuando una vacuna se enfrenta a nuevas variantes: el caso de CureVac

Juan Pablo Z. tampoco se pensó dos veces participar en un ensayo clínico para probar una vacuna contra el SARS-CoV-2. En este caso entró a formar parte del ensayo en fase III de la vacuna candidata de la empresa alemana CureVac, una prometedora vacuna ARN mensajero que parecía que podía superar a sus competidoras de Pfizer/BioNTech y de Moderna, ya que no necesitaba congelación para su conservación. Su nombre era CVnCoV.

En el ensayo participaron tres mil voluntarios de España, coordinados por hospitales del País Vasco y Madrid. En total, la candidata a vacuna se probó en cerca de cuarenta mil voluntarios de varios países europeos y América Latina, entre otros, Argentina, Bélgica, Colombia, República Dominicana, Francia, Alemania, México, Países Bajos, Panamá y Perú.

Tras finalizar el ensayo, los datos demostraron que la vacuna solo protege de la enfermedad, en cualquier nivel de gravedad, en un 47 %.

¿Qué pudo suceder? La empresa investiga los casos de infección que se produjeron. Ciento treinta y cuatro positivos. De ellos, ciento veinticuatro se han secuenciado genéticamente para identificar la variante del virus que ha causado la infección. Solo una persona se infectó con el virus SARS-CoV-2 original. Más de la mitad de los casos, el 57 %, se infectaron con variantes denominadas *de preocupación*, variantes del virus que han demostrado ser más transmisibles, que comprometen la inmunidad producida por las vacunas o que causan una enfermedad más severa.

La mayoría de los casos restantes fueron causados por otras variantes de las que se tiene poca información, como la Lambda o la C37, identificadas por primera vez en Perú, y la B.1.621, identificada por primera vez en Colombia. Las mutaciones del virus han tumbado la eficacia de una de las vacunas más prometedoras, que iba a distribuirse en países donde la cadena de frío es más difícil de mantener.

La propia empresa declaró que el ensayo se enfrentó a un contexto sin precedentes: al menos trece variantes del virus circulando entre la población que ha participado en el estudio. También recuerda la importancia de desarrollar vacunas de próxima generación a medida que vayan surgiendo nuevas variantes.

¿Y qué sucede con los voluntarios que fueron vacunados con esta candidata?

«Estamos vacunados con una vacuna no aprobada y que no existe. Y estamos medio inmunizados».

Los participantes del grupo placebo pasarán ahora a ser inmunizados en el grupo de vacunación de su país que les corresponda. Para el resto hay que buscar una solución.

Unos días más tarde de que se anunciaran los malos datos del ensayo, a Juan Pablo van a darle una tercera dosis, esta vez de la vacuna RNA mensajero de Pfizer/BioNTech. No le preocupa la mezcla de vacunas, están fabricadas con la misma técnica, asegura. Se hará así con todos los participantes: una dosis para menores de sesenta y pauta completa para los grupos mayores de esa edad cuando la candidata a vacuna haya sido especialmente poco eficaz.

En unos días, Juan Pablo Z. alcanzará la inmunidad que necesita para estar tranquilo y podrá obtener así su certificado de vacunación. Él y el resto de participantes seguirán al menos dos años más en el ensayo clínico que, a pesar de los resultados, seguirá estudiando los casos y la evolución de la inmunidad de los participantes.

Cuando la vacuna ha superado todas las pruebas, llega su examen final: la evaluación por parte de las agencias reguladoras.

«Nosotros siempre valoramos que los beneficios sean superiores a los riesgos», me explica Agustín Portela, responsable de la unidad de evaluación clínica de vacunas humanas de la Agencia Española del Medicamento.

Revisamos los datos de eficacia y seguridad y evaluamos el beneficio-riesgo. ¿Qué beneficios tiene esa vacuna en términos de protección frente a una enfermedad y qué riesgos en términos de reacciones adversas? Esto es lo que evaluamos las agencias: beneficio-riesgo individual. No valoramos el beneficio-riesgo poblacional, porque de eso se encargan los responsables de salud pública. Nosotros pensamos en cómo va a funcionar en cada persona a escala individual. Si la vacuna protege de la COVID-19 y el riesgo es padecer cierta hinchazón, un dolor soportable que dura tres días y fiebre, teniendo en cuenta que la COVID-19 te puede llevar al hospital o matarte, el beneficio-riesgo está muy claro, ¿verdad? Aunque se presenten si-

tuaciones más complicadas, como está ocurriendo con la vacuna de AstraZeneca, el beneficio individual en muchos grupos de edad es claramente superior al riesgo. A partir de esta evaluación, recogemos todos los datos en una ficha técnica que indica beneficios, riesgos y riesgos adicionales.

En la pandemia hemos visto cómo los medicamentos eran evaluados y aprobados por distintas agencias reguladoras. En Europa, la EMA realiza esa función.

Cualquier medicamento obtenido por tecnología de ADN recombinante debe ser evaluado por la EMA, no por las agencias nacionales. Todas las vacunas que hasta ahora se han aprobado, las de ARN mensajero y las de adenovirus, tienen que pasar por la EMA. La Agencia da una opinión positiva o negativa y finalmente la Comisión Europea es la que da la aprobación oficial.

Hay vacunas que se han desarrollado con una tecnología diferente, la de virus inactivados. Estas vacunas que no sufren modificación del ADN pueden ser aprobadas por las agencias reguladoras de cada país. Algunas de esas vacunas son, por ejemplo, las desarrolladas en China por Sinopharm o Sinovac. Pero la gran mayoría de las vacunas han pasado y pasarán por la evaluación de la EMA que, como todas las agencias, ha sufrido una enorme presión para que evaluara vacunas durante los años de pandemia. Emer Cooke, directora de la EMA, aseguraba lo siguiente en una entrevista al *Financial Times* en junio de 2021:

Con el mundo desesperado por salir de la pandemia, la EMA se enfrentó a mucha presión el año pasado para acelerar la aprobación de los candidatos a la vacuna contra la COVID-19 que se habían presentado en tiempo récord.

«La población quería saber si los resultados de los ensayos eran realmente buenos o no. Tener que validar información científica en

un plazo más corto de lo que nunca antes habíamos hecho nos pro-
dujo mucha presión.»

    Pero la EMA ha conservado su independencia en todo momen-
to. «El papel regulador es un rol científico independiente, tiene que
estar separado de los procesos políticos. De lo contrario, yo no podría
dormir por la noche.»

La EMA funciona de forma muy parecida a otras agencias, como
la Food and Drug Administration (FDA), que regula los medicamentos en Estados Unidos, o la Medicines and Healthcare Products Re-
gulatory Agency (MHRA) del Reino Unido, que fue la primera en
aprobar una vacuna contra el SARS-CoV-2, la Comirnaty.

    La documentación que presentan las compañías farmacéuticas a
cada una de estas agencias para que sus vacunas sean aprobadas suele
ser muy parecida. Según Agustín Portela:

Hablamos de una documentación de entre treinta mil y cincuenta
mil páginas. Están registrados los datos de todos y cada uno de los
participantes, las fechas de inmunización, las narrativas de los ca-
sos, su respuesta inmunitaria y montones de tablas. Todo se resume
en la ficha técnica, un pequeño documento de veinte páginas que
servirá de ayuda al profesional sanitario o las autoridades encarga-
das de la salud pública.

Cuando la EMA valora positivamente una vacuna y la Comisión
Europea la aprueba, la compañía farmacéutica puede comercializarla
en todos los países de la Unión Europea.

    Sin embargo, muchos otros países basan su decisión de adquirir o
no una vacuna en función de las evaluaciones que realiza la OMS.
Agustín nos lo aclara:

La OMS no es una agencia reguladora, sino un organismo que
emite opiniones acerca de diversos temas relacionados con la salud,

pero no tiene competencias para evaluar el riesgo-beneficio de un medicamento ni es responsable de su vigilancia. La responsabilidad recae en las autoridades sanitarias de cada país.

Si la OMS recomienda una vacuna para todos los grupos de edad y hay algún problema, como, por ejemplo, que se produzcan fallecidos, su respuesta es la siguiente: «Ustedes son quienes la han autorizado; yo solo digo que puede utilizarse». Pero no se les puede exigir ninguna responsabilidad. Esta corresponde a la autoridad de salud pública que la utiliza en base a los datos de eficacia y seguridad que ha determinado la EMA en su ficha técnica.

De hecho, la OMS puede pedir evaluaciones de vacunas desarrolladas por cualquier laboratorio a las agencias reguladoras de diferentes países, como por ejemplo la EMA, para que hagan valoraciones en su nombre, y así poder emitir una recomendación.

Sin embargo, cuando hablamos de vacunas para otras enfermedades, nos encontramos con la disparidad de que algunos países europeos las incluyen en sus calendarios de vacunación y otros no.

Los criterios que normalmente utilizan las autoridades sanitarias para incluir una vacuna en el calendario vacunal son la mortalidad, las secuelas a largo plazo y la hospitalización. Estos son los tres primeros indicadores que se evalúan. A continuación se valora la eficacia y la seguridad. Por último, se valora el precio: si salvar a una persona no vacunada cuesta cincuenta millones y vacunar a doscientas cuesta diez, la decisión está clara.

En Europa, las primeras vacunas contra la COVID-19 han recibido una autorización condicional, la *Conditional Marketing Authorization*, diferente de una autorización completa. La vacuna se puede utilizar, pero aún faltan datos que hay que ir aportando a las agencias reguladoras hasta conseguir la aprobación definitiva. Son datos de calidad, fabricación y ensayos clínicos en marcha, esenciales para resolver definitivamente el balance beneficio-riesgo y que la vacuna reciba la autorización comercial completa. Portela concluye:

La vacuna de AstraZeneca se aprobó con datos provisionales, pero sabíamos que se estaba realizando un ensayo clínico muy amplio en Estados Unidos. Por eso se les dijo que cuando proporcionaran los datos de ese ensayo, se les concedería la autorización completa. Actualmente, la vacuna puede comercializarse libremente porque su balance riesgo–beneficio es muy claro, pero si el fabricante no presenta más datos, se le puede retirar la licencia.

Cuando se empieza a usar una vacuna, independientemente de si ha recibido una autorización completa o condicional, estará permanentemente vigilada por los sistemas de farmacovigilancia. Además, las vacunas tienen la característica especial de que se administran a una población sana, a diferencia de los medicamentos que se usan para combatir enfermedades. En la situación actual de pandemia, las vacunas serán administradas a un porcentaje muy amplio de la población de cada país, lo que implica vacunar a millones de personas.

La farmacovigilancia integra toda una serie de procesos encaminados a identificar, cuantificar y evaluar nuevos riesgos asociados a los medicamentos una vez autorizados, con la finalidad de tomar las acciones necesarias para minimizarlos y mantener así una relación favorable entre sus beneficios y sus riesgos. En primer lugar, contamos con los sistemas de notificación de sospechas de reacciones adversas, un sistema que recoge cualquier acontecimiento adverso.

Dolores Montero es la responsable de la división de farmacoepidemiología y farmacovigilancia de la Agencia Española del Medicamento y Productos Sanitarios. Desde que comenzó la pandemia, las horas de trabajo de todos los que participan en el seguimiento de la seguridad de vacunas y tratamientos se han multiplicado.

En el caso de las vacunas, se recoge y analiza toda la información sobre lo ocurrido después de su administración, aunque no necesariamente sea consecuencia de ello. Tenemos que analizar si los eventos detectados superan lo que esperaríamos que ocurriera en la población general., porque la vida sigue y los problemas de salud seguirán apareciendo. Si alguien sufre un infarto, por poner un ejemplo, lo hubiera tenido independientemente de su exposición a la vacuna.

Esta es nuestra gran tarea: averiguar en primer lugar si lo que estamos observando tras la vacunación es mayor de lo que esperaríamos que ocurriera en una situación normal, para posteriormente analizar en detalle todos los datos disponibles y poder determinar si estos acontecimientos pueden considerarse nuevas reacciones adversas hasta la fecha desconocidas.

Cualquier profesional sanitario o ciudadano puede notificar una reacción adversa a través de diferentes métodos. Uno de estos, ampliamente utilizado, es la web notificaram.es, del Ministerio de Sanidad español.

Se analiza la información periódicamente en colaboración con el resto de agencias de la Unión Europea. Si observamos la aparición de eventos con una frecuencia mayor de la esperada, abrimos un procedimiento más detallado para investigar de forma exhaustiva si ese nuevo problema de salud puede estar causado por la vacuna o por otros factores.

Las agencias españolas trabajan en colaboración con el resto de países de la Unión Europea. En la EMA hay un organismo llamado PRAC, el comité para la evaluación de riesgos en farmacovigilancia, donde se evalúa con exhaustividad toda la información que vuelcan países de dentro y fuera de la Unión Europea.

La farmacovigilancia es una garantía para los ciudadanos. Podemos detectar problemas que no han surgido antes porque son muy poco frecuentes, e informamos a los profesionales de la salud y los ciudada-

nos a través de la ficha técnica y el prospecto para permitir su identifi-cación y optimizar su manejo, y así minimizar sus consecuencias. El beneficio de las vacunas es tan relevante no solo a nivel individual sino a nivel colectivo que tendría que identificarse un riesgo muy fre-cuente y muy grave para que superara a los beneficios que aportan, y esto normalmente se identifica ya durante los ensayos clínicos, evitán-dose la autorización de las vacunas cuyos riesgos superen los beneficios.

Han pasado meses desde que la vacuna sobre la que he basado esta descripción de las fases necesarias para su comercialización ha sido aprobada. Los responsables de la empresa farmacéutica habían visto venir la pandemia casi desde el principio. Esta fue la ventaja que les permitió desarrollar rápidamente la vacuna, basándose en su experien-cia previa con otros virus. VacSars2 continúa:

Llevo años trabajando en prevención de pandemias y nunca jamás imaginé que una vacuna contra un virus respiratorio podría tener una tasa de eficacia como la de esta. En el caso de la gripe, una vacuna con el 50% de eficacia es una grandísima vacuna. En el caso de la COVID-19, estamos viendo niveles de eficacia muy su-periores incluso en personas mayores de sesenta años. Esto es un hito nunca antes alcanzado.

Todos los científicos coinciden en el gran logro que supone haber podido desarrollar vacunas eficaces contra un virus respiratorio.

Cuando vimos que se podía vacunar contra el virus, salimos del es-trés que estábamos viviendo. Al principio era una carrera contra el virus. Ahora, salir de la pandemia es una carrera contra el tiempo.

12

La falla de la salud global

La campaña de vacunación contra el sarampión en Salamabila y Wamaza ha conseguido controlar la epidemia declarada en esta zona de la República Democrática del Congo. Sesenta y ocho mil niños han podido ser vacunados. Quinientos noventa y dos recibieron tratamiento contra la enfermedad, pero siete fallecieron finalmente por culpa de la que ha sido una de las primeras epidemias de sarampión del año 2021. Carmen Terradillos me pone al día:

La vacunación fue muy positiva, no solo porque los casos han disminuido y ahora mismo ya no hay epidemia, sino porque además hemos podido acceder a muchos pueblos donde no había cobertura sanitaria. Hemos podido comenzar a trabajar con los líderes locales no solo en la lucha contra la epidemia, sino para tratar otras enfermedades, como la malaria.

Estamos en el mes de junio de 2021. La epidemia ha terminado, aunque en algunas zonas cercanas a Salamabila, donde la cobertura vacunal fue un poco menor, se siguen registrando algunos casos cada semana.

Según los CDC de Atlanta, a finales de 2020 las campañas de inmunización contra el sarampión se retrasaron en cuarenta y un países debido a la emergencia de la pandemia de la COVID-19. Ciento cincuenta y ocho millones de personas están actualmente en riesgo de no recibir la vacuna contra el sarampión.

La llegada de una pandemia ha recordado a todos los gobiernos que una enfermedad infecciosa afecta a la salud de sus poblaciones, pero también a la propia seguridad del país, a su desarrollo económico, a sus relaciones internacionales y a todas las esferas de la sociedad. Rafael Vilasanjuan reflexiona sobre esto:

La COVID-19 ha cambiado la percepción que teníamos sobre la salud global. Hasta ahora existía una frontera muy clara entre países con economías avanzadas y países con economías no avanzadas, donde se concentraban las enfermedades infecciosas.

Se decía que alguna enfermedad infecciosa traspasaría esa frontera, no sabíamos si sería el Ébola, el SARS o el MERS. Al final ha habido una que la ha traspasado, la COVID-19.

Cuando aparecieron los primeros casos, muchos países pensaron que el virus jamás llegaría a sus poblaciones. El 2 de marzo de 2020, desde la Asociación Nacional de Informadores de la Salud (ANIS), organizamos un encuentro con científicos, expertos y medios de comunicación para exponer las dudas que estaba generando la expansión del virus. Había una importante preocupación por la llegada del nuevo coronavirus a numerosos países y la aparición de los primeros fallecidos fuera de China.

En aquel momento, en Europa la preocupación estaba centrada en Italia, donde habían fallecido cinco personas y los casos positivos habían superado los ciento cincuenta. Once pueblos del norte, en los que vivían cincuenta mil ciudadanos, estaban en cuarentena forzosa controlados por la policía. Pero lo seguíamos viendo como algo lejano. Era el 2 de marzo. Nueve días más tarde, la OMS declaró la pandemia. Dos días después, el 14, se decretó el estado de alarma en España.

Nuestra arrogancia nos llevó a pensar que el virus no nos afectaría. Italia creía que el problema no llegaría a su territorio, porque afectaba a China, como tantas otras enfermedades infecciosas y, si llegaba, su sistema de salud podría con todo. De repente vimos que la enfermedad impregnaba todo el norte de Italia y en España pensamos: «No, aquí no llegará porque viene de China y en Italia solo se les ha descontrolado una zona, pero aquí no tiene por qué llegar porque tenemos el mejor sistema de salud del mundo.» Es lo mismo que pensó Francia de España cuando aquí empezamos a cerrar. Y lo mismo le pasó a Gran Bretaña, que además escogió como estrategia mantener una curva alta de contagios. De alguna manera, esa arrogancia que nos mantenía al otro lado de la frontera, donde no hay enfermedades infecciosas, se rompió, y esto nos ha llevado a un cuadro mental diferente: la salud global es la seguridad de todos. Tenemos que adoptar el concepto de seguridad humana.

Cuando la OMS declaró la pandemia, había más de 118.000 casos en 114 países, y 4.291 personas habían perdido la vida. En junio de 2021, los casos confirmados superaban los 178 millones, con más de 3.800.000 fallecidos confirmados, según datos de la Universidad John Hopkins, y en muchos países la pandemia no estaba controlada.

La enfermedad no distingue entre países ricos y pobres. No sucede igual con la estrategia de respuesta.

El 19 de mayo de 2021, *The New York Times* mostró que la pandemia de la COVID-19 se había dividido en dos. Una gráfica desordenada basada en el número de casos y fallecidos mostraba líneas ascendentes de provincias como Goa, en la India, donde en aquel momento una de cada dos personas que se hacía una prueba diagnóstica daba resultado positivo.

Al mismo tiempo, ciudades como Tel Aviv o Nueva York apenas registraban nuevos casos de positivos ni fallecidos.

El virus no era el responsable de esta enorme división. Lo eran las vacunas.

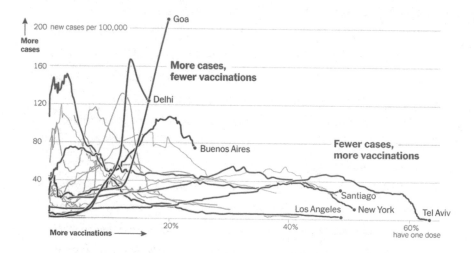

«La pandemia se ha dividido en dos. Cero muertes en algunas ciudades. Miles en otras. Las líneas de falla de la pandemia continúan ampliándose a medida que las vacunas fluyen hacia los países ricos.»
—*The New York Times*

Ana Céspedes, experta en vacunas con una trayectoria que le ha permitido ver el mundo de las vacunas desde compañías farmacéuticas y organizaciones como IAVI, donde trabajan en el desarrollo de vacunas baratas para enfermedades que no son de interés para las grandes compañías farmacéuticas, tiene una visión muy clara sobre esta situación:

Los últimos datos de febrero de 2021 indican que los países con recursos altos y medios compraron el 75 % de los 7.200 millones de dosis disponibles inicialmente. Este reparto no solo genera, a mi juicio, un problema ético, sino que muestra una falta de comprensión del problema real. Y a la larga tendrá un impacto económico en los países con más recursos.

Un estudio reciente de la Cámara de Comercio Internacional muestra que si los países con altos recursos invirtieran en la financiación de la vacunación de los países con menor capacidad, podrían obtener un retorno de la inversión de hasta 166 veces.

La falta de equidad en el reparto de vacunas puede retrasar el control de la pandemia por la desigualdad en la inmunización conseguida, la creciente desconfianza hacia estas en los países que se han visto relegados y el aumento del riesgo de aparición de nuevas variantes en distintas partes del mundo que pueden amenazar la eficacia de las vacunas conseguidas.

Las enfermedades infecciosas son problemas globales que requieren soluciones globales. Y, desafortunadamente, se están aplicando soluciones locales, parciales e ineficientes. Cada vez está más claro que el SARS-CoV-2 será endémico durante bastante tiempo. Y la única manera de controlarlo es aplicar mecanismos de vigilancia epidemiológica internacional y con una coordinación global en la actualización y acceso a las vacunas.

En junio de 2021, la OMS ya tenía localizadas y clasificadas más de once variantes del SARS-CoV-2, cuatro de ellas denominadas variantes de preocupación (VOC) por haber demostrado ser más transmisibles, provocar una enfermedad más severa o comprometer la inmunidad frente al virus que se desarrolla de forma natural o a través de las vacunas.

Estamos viendo que el virus está encontrando mecanismos de escape con mayor rapidez de la esperada inicialmente, probablemente, debido a la infección masiva, con más de 170 millones de casos declarados. Las fronteras geográficas no van a impedir la rápida expansión de esas variantes de un sitio a otro.

Variantes de preocupación y de interés SARS-CoV-2 15 junio 2021 según la OMS	Linaje Pango	Clado GISAID	Clado Nextstrain	Muestras anteriores documentadas	Fecha de designación
Variantes de preocupación (VOC):					
Alpha	B.1.1.7	GRY (antes GR/501Y.V1)	20I (V1)	Reino Unido, sep-2020	18-dic-2020
Beta	B.1.351	GH/501Y.V2	20H (V2)	Reino Unido, may-2020	18-dic-2020
Gamma	P.1	GR/501Y.V3	20J (V3)	Brasil, nov-2020	11-ene-2021
Delta	B.1.617.2	G/478K.V1	21A	India, oct-2020	VOI: 4-abr-2021 VOC: 11-may-2021
Variantes de interés (VOI):					
Epsilon	B.1.427/ B.1.429	GH/452R.V1	21C	Estados Unidos, Mar-2020	5-mar-2021
Zeta	P.2	GR/484K.V2	20B/ S.484K	Brasil, abr-2020	17-mar-2021
Eta	B.1.525	G/484K.V3	21D	Varios países, dic-2020	17-mar-2021
Theta	P.3	GR/1092K.V1	21E	Filipinas, ene-2021	24-mar-2021
Iota	B.1.526	GH/253G.V1	21F	Estados Unidos, nov-2020	24-mar-2021
Kappa	B.1.617.1	G/452R.V3	21B	India, oct-2020	4-abr-2021
Lambda	C.37	GR/452Q.V1	20D	Perú, ago-2020	14-jun-2021

COVID-19 Weekly Epidemiological Update, 44. World Health Organisation. 15 de junio de 2021.

Mientras hablamos de la actual pandemia como si fuera un agujero negro capaz de acaparar todos los recursos en salud, Ana me recuerda que no se puede desatender el desarrollo de otras vacunas, como la del sida, de gran importancia en los países de ingresos medios y bajos (PIMB). Desde su aparición, la enfermedad ha provocado ya treinta y tres millones de fallecimientos.

El virus de la inmunodeficiencia humana (VIH) que provoca el sida ha hecho fracasar muchos intentos de conseguir una vacuna, en gran medida porque evoluciona constantemente en diferentes cepas para evadir la respuesta inmunológica. Durante décadas, los investigadores del VIH han perseguido el santo grial de estimular el sistema inmunológico para crear un tipo de anticuerpos raros pero poderosos que pueden neutralizar diversas cepas del VIH. Conocidos como «anticuerpos ampliamente neutralizantes» o bNAbs, estas proteínas especializadas de la sangre podrían unirse a los picos del VIH, las proteínas de la superficie del virus que permiten que este entre en las células humanas, y desactivarlo. Este tipo de anticuerpo puede reconocer muchos tipos de VIH y bloquear su entrada a las células sanas, y también puede activar otras células del sistema inmunológico, los inmunocitos, para ayudar a destruir las células infectadas por el VIH. La vacuna que están desarrollando, aún en las primeras fases del ensayo clínico, ha demostrado ser capaz de producir estas células inmunes raras necesarias para iniciar el proceso de generación de anticuerpos; la respuesta dirigida se detectó en el 97 % de los participantes que recibieron la vacuna.

Ana me recuerda otra enfermedad, la tuberculosis. Me detengo para añadir un dato. La tuberculosis es la principal causa de muerte por un único agente infeccioso, por encima del VIH, y una de las diez principales causas de muerte en todo el mundo. La enfermedad, que casi nos parece olvidada, provoca el fallecimiento de tres personas cada minuto en todo el mundo.

La única vacuna existente, la BCG (bacilo de Calmette-Guérin), que se desarrolló hace cien años, no es eficaz en adultos y no hay forma de conseguir financiación suficiente para desarrollar proyectos que permitan prevenir la enfermedad.

La enfermedad está provocada por una bacteria llamada *Myco-bacterium tuberculosis* que puede transmitirse a través del aire cuando una persona con tuberculosis tose, estornuda o habla. La inhalación de esta bacteria puede causar infección en los pulmones. Hay tratamientos, pero en algunos casos se producen resistencias y dejan de ser efectivos. Esto fue lo que yo viví en la próxima historia que te cuento.

Espera, te cuento

El reportaje con un paciente con tuberculosis multirresistente

Un día contacté con el Hospital La Fuenfría, en el pueblo de Cercedilla, en Madrid, donde había una unidad para el tratamiento de pacientes con tuberculosis de larga estancia. El hospital me facilitó todos los medios y el permiso para grabar. Trabajaba por entonces en los servicios informativos de Antena 3 Televisión. Mi idea era contar el aumento de casos de tuberculosis relacionados con la aparición del VIH/sida. En el hospital me comentaron que tenían ingresado a un paciente con tuberculosis multirresistente, una forma de tuberculosis causada por bacterias que ya no responden a los tratamientos. La persona que estaba ingresada tampoco respondía ya a los fármacos llamados *de segunda línea*, casi de rescate. No respondía a nada. La directora del hospital encontró oportuno que conociéramos el caso, abrirnos a la realidad de esta enfermedad. Entramos a la unidad con mascarillas de alta protección. Nos explicaron que la unidad tenía un sistema de alta seguridad de presión negativa del aire y otras medidas relacionadas con la alta seguridad biológica. En una habitación aislada, sin poder salir de la unidad, un hombre llevaba varias semanas ingresado. Su única relación con el exterior eran las vistas desde su balcón. Afortunadamente, el hospital disponía de esa ventaja. El paciente podía contemplar los montes cercanos y el cielo. Antes de entrar en la habitación, los médicos me comentaron que lo habían intentado todo, incluso cirugía en la zona afectada, pero el paciente ya no respondía a nada. Tenía una infección que era un peligro para él y para toda la población. Fue la primera vez que oí hablar de un ingreso voluntario de por vida. Esta persona había decidido ingresar en el hospital. Si se hubiera negado, se habría podido solicitar una orden judicial para obligarlo y proteger así la salud pública. Dependiendo del caso y de la valoración del juez, esto podría suceder o no. Se trata de proteger la salud pública evitando que una persona contagie una enfermedad que no responde a tratamientos frente al derecho a la libertad de un ser humano. Él no lo había dudado. «Aquí me quedo ingresado hasta que me cure», decía. Y sabía que eso no sucedería.

Durante la entrevista hablamos de las montañas, del balcón a la realidad que había fuera, de su vida con sus libros, con las llamadas, con lo que podía rellenar todas las horas del día. No hablamos ni le quise preguntar sobre la soledad de la noche.

Me fui con el alma rota, con una enorme sensación de injusticia y sin saber muy bien cómo despedirme. Salí de la habitación, recorrí el pasillo y abandoné una unidad donde un solo hombre, completamente solo, veía pasar los días sabiendo que no saldría de aquella habitación.

Acabar con la epidemia de tuberculosis antes de 2030 es una de las metas sanitarias de los Objetivos de Desarrollo Sostenible (ODS). Ana Céspedes concluye:

> *En IAVI, en colaboración con la compañía española Biofabri, hemos presentado los resultados positivos de una nueva vacuna que aún se encuentra en fase animal, pero nos sentimos muy orgullosos.*

Los países de la OCDE, la Organización para la Cooperación y el Desarrollo Económicos, cuya misión es diseñar políticas para mejorar la calidad de vida, dedican menos del 3 % de su presupuesto en salud a prevención. La investigación de enfermedades infecciosas prevalentes en países de renta baja y media está infrafinanciada.

> *Por otro lado, las zoonosis son cada vez más frecuentes y la monitorización de virus en animales que pueden pasar a humanos es esencial. La salud veterinaria y la humana están cada vez más interconectadas. De hecho, en los últimos veinte años hemos sufrido un brote epidémico cada pocos años: el SARS en 2002-2003, la gripe A en 2009-2010, el MERS en 2012-2015, el Ébola en 2013-2016, el Zika 2015-2016, y, desgraciadamente, la COVID-19 en 2020.*

Esta pandemia es un ejemplo de cómo un brote sin control termina convirtiéndose en una epidemia que puede afectar a todo el mundo. Nada de lo que está sucediendo sorprende a los que trabajan en enfermedades infecciosas, que llevaban años vigilantes ante las claras señales de que en cualquier momento podía aparecer una nueva crisis de salud.

La pregunta es la siguiente: si tan claro lo teníamos, ¿por qué no estábamos preparados? ¿Por qué ni los sistemas sanitarios ni los gobiernos habían previsto esta situación?

|
2002-2003

SARS

El síndrome respiratorio agudo grave (SARS) es una enfermedad respiratoria viral reconocida como una amenaza mundial en marzo de 2003, después de aparecer por primera vez en el sur de China en noviembre de 2002 y extenderse de forma limitada a Taiwán, Canadá, Singapur y muchos otros países.

**8.098 casos
774 muertes** |
2009-2010

Gripe aviar

La gripe aviar de 2009 fue una nueva cepa de H1N1, resultado de una combinación previa de virus de la gripe aviar, porcina y humana que luego se combinó con un virus de la gripe porcina. Se detectó primero en los Estados Unidos y se extendió rápidamente por todo el mundo.

**1.400 millones de casos
284.000 muertes** |
2012-2015

MERS

El síndrome respiratorio de Oriente Medio (MERS) es una enfermedad respiratoria causada por un nuevo coronavirus identificado por primera vez en Arabia Saudita en 2012. Se han reportado casos de MERS en 24 países.

**+ 1.000 casos
400 muertes** |
2013-2016

Ébola

Esta epidemia del virus del Ébola en África occidental fue el brote más extendido de la enfermedad por el virus del Ébola en la historia: causó importantes pérdidas de vidas y trastornos socioeconómicos en la región, principalmente en Guinea, Liberia y Sierra Leona.

**28.646 casos
11.323 muertes** |
2015-2016

Zika

A principios de 2015, una epidemia de enfermedad por el virus del Zika en Brasil se extendió ampliamente en las Américas, así como en las islas del Pacífico y el sudeste asiático. Para las mujeres embarazadas, existe el riesgo de pérdida del embarazo y complicaciones congénitas para la descendencia.

**+700.000 casos
20 muertes
Alrededor de 4.000 casos de síndrome congénito por el virus del Zika** |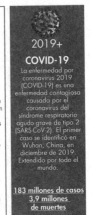
2019+

COVID-19

La enfermedad por coronavirus 2019 (COVID-19) es una enfermedad contagiosa causada por el coronavirus del síndrome respiratorio agudo grave de tipo 2 (SARS-CoV-2). El primer caso se identificó en Wuhan, China, en diciembre de 2019. Extendido por todo el mundo.

**183 millones de casos
3,9 millones de muertes** |
|---|---|---|---|---|---|

Gráfico cedido por Ana Céspedes.

A mi juicio, creo que ha sorprendido un poco a todo el mundo. Si bien se sabía que existía una gran probabilidad de que un virus respiratorio alcanzase las devastadoras cifras de impacto mundial que estamos viviendo (y las que nos quedan por ver), no estábamos preparados para que sucediese de manera tan rápida. Los cinco brotes epidémicos anteriores se habían conseguido contener. Y, de alguna manera, nos habíamos confiado.

Muchos de los recursos de inversión en investigación que se habían desarrollado cuando aparecieron el SARS o el MERS fueron cancelados una vez se consiguió controlar los brotes, pero estas investigaciones podrían haber ayudado a acelerar la lucha contra el nuevo virus.

Las crisis hay que prevenirlas antes de que sucedan. Y no estábamos preparados. En particular, no teníamos mecanismos de coordinación internacional rápidos y eficaces, con recursos asignados. Por ejemplo, la dotación presupuestaria de la OMS es insuficiente.

Y carecíamos de liderazgo científico internacional y de protocolos no farmacológicos de actuación, como la utilización o no de mascarillas, que a mi juicio ha sido un gran fracaso.

Los niños cero vacunas

Cada año, entre diez y catorce millones de niños no reciben ni una sola vacuna en su primer año de vida. Nada. La mitad de estos niños viven en tres contextos geográficos diferentes: zonas urbanas, comunidades remotas y poblaciones en situaciones de conflicto. Y se concentran principalmente en cinco países: Nigeria, la India, la República Democrática del Congo, Pakistán y Etiopía, según información de la GAVI, que asegura que los países más pobres tienen que esperar una media de siete años antes de tener acceso a nuevas vacunas, si es que al final las reciben. Los niños quedan desprotegidos contra enfermedades mortales, como el sarampión, la poliomielitis y la neumonía. Esto es lo que me cuenta el equipo de MSF:

Los países donde hay más niños sin vacunar son aquellos donde existen crisis humanitarias y conflictos, donde la gente vive en campos de desplazados y refugiados. Por lo general, estos niños carecen de acceso a servicios médicos básicos y cualquier otro tipo de servicio.

Son niños atrapados en conflictos como el que sucedió en Siria en 2017. Un ataque contra las instalaciones médicas en el este de la República Árabe de Siria destruyó la única sala de conservación en frío de vacunas en la provincia de Deir Ezzor. En esas instalaciones había almacenadas más de cien mil dosis de vacunas contra el sarampión y treinta y cinco mil dosis de vacunas contra la poliomielitis, junto con equipo, jeringas y tratamientos para todas las enfermedades infantiles prevenibles mediante vacunación. Se cree que el ataque fue parte de la estrategia de guerra con el fin de provocar desplazamientos de población.

En otros casos, según MSF, la falta de acceso a las vacunas afecta a niños que viven en zonas remotas o que pertenecen a poblaciones excluidas, como en la República Centroafricana, donde la población pigmea no está censada, los rohinyás en Myanmar, excluidos de los programas de vacunación nómadas, o los fulanis, un grupo nómada de África occidental.

La OMS estima que cada año se salvan entre dos y tres millones de vidas gracias a los programas de inmunización en curso, lo que contribuye a la notable reducción de la mortalidad de los niños menores de cinco años en todo el mundo. De noventa y tres muertes por cada mil nacidos vivos en 1990 se pasó a treinta y nueve muertes por cada mil nacidos vivos en 2018.

Pero, en la última década, no ha habido un progreso importante en el número de niños con cero dosis. La sustancial mejora en Pakistán y la India se ha compensado con el aumento de niños totalmente excluidos en Filipinas, Brasil, México y la República Democrática del Congo. Las estimaciones reflejan un total de ciento cuarenta y un millones de niños cero dosis entre 2010 y 2019.

Estamos hablando de enfermedades evitables mediante vacunas, como la neumonía y el sarampión. Además, a raíz de la aparición de la pandemia actual, las campañas rutinarias de vacunación se han interrumpido en muchos países. Rafael Vilasanjuan, de GAVI, es pesimista:

En cualquier lugar del mundo con un sistema frágil, ahora mismo los dirigentes están más preocupados por la COVID-19 que por organizar campañas rutinarias de vacunación. Y eso está generando el problema que nos vamos a encontrar dentro de poco, y es que van a morir muchos más niños de otras enfermedades que de la COVID-19. Porque los niños no mueren tanto de la COVID-19 como de sarampión, meningitis o neumonía. Es un problema muy complicado y muy complejo al que hay que hacer frente.

En 2020, esta era la situación en los países que habían suspendido las vacunaciones rutinarias:

Enfermedad/vacunas	N.º de países con campañas pospuestas (total o parcialmente)	N.º de campañas pospuestas (total o parcialmente)
Sarampión/sarampión Rubéola/triple vírica	26	27
Polio/virus inactivado de la polio (IPV)	8	8
Polio/vacuna oral bivalente (bOPV)	13	14
Polio/vacuna oral monovalente tipo 2 (mOPV2)	7	11
Meningitis A/meningitis A (MenA)	2	2
Fiebre amarilla/fiebre amarilla (YF)	7	9
Tifus/tifoidea (TCV)	3	4
Cólera/cólera (OCV)	5	6
Tétanos/tétanos (Td)	4	5
Total pospuestas	**54***	**86**

Número total de países con al menos una campaña de vacunación contra enfermedades prevenibles con vacunas (VPD) pospuesta total o parcialmente.

Cuando los periodistas entrevistamos a Ana Céspedes, hay algo que a todos nos sorprende: su positividad y la eterna sonrisa con la que siempre contesta. Conociendo el gran cambio que ha dado a su vida profesional y ante la energía que transmite mientras lucha por seguir desarrollando nuevas vacunas accesibles para toda la población, no me resisto a preguntarle por las herramientas personales que utiliza.

No puedes cuidar de otros si no cuidas primero de ti mismo. Soy una defensora del autocuidado como uno de los elementos clave para el éxito personal y profesional. Es barato y sencillo. «Solo» exige auto-

disciplina. Cuatro claves: dormir como mínimo siete horas, beber entre dos litros y medio y tres litros y medio de agua y comer alimentos con alto poder nutritivo, moverte un mínimo de treinta minutos al día y hacer push-up *mentales (meditación, escribir un diario, etc.). La mente es un músculo y hay que entrenarlo todos los días.*

El mundo en el que trabajo es muy complejo. Mucho más que el mundo farmacéutico, aunque nos enfrentamos a los mismos problemas. Por definición, en innovación se falla más veces que se acierta. Pero, además, tenemos grandes limitaciones presupuestarias. Y la necesidad de establecer colaboraciones público-privadas complejas. Es un enorme reto intelectual y humano. Pero tengo mucha energía para abordarlo.

Ana se despide, no sin antes enviarme un regalo: dejarme contemplar las vistas de una Nueva York nevada desde su casa cuando andamos todos con limitaciones de viajes y desplazamientos provocados por la pandemia.

Energía. ¿A qué nos estamos enfrentando? La portada de la revista médica *The Lancet* del mes de junio de 2021 ha sido quizá una de más duras que una revista dedicada a la investigación científica haya podido publicar. Dice así:

El Fondo de Acceso Global para Vacunas Covid-19 (COVAX) era una hermosa idea nacida de la solidaridad que fracasó. Los países ricos se han comportado peor que en cualquiera de nuestras peores pesadillas. [1]

Podremos desarrollar las mejores vacunas del mundo, las más eficaces, las más seguras, pero, como dice el director de la OMS, Tedros Adhanom Ghebreyesus, lo que salva vidas no son las vacunas, son las

---

1. https://www.thelancet.com/journals/lancet/issue/vol397no10292/PIIS0140-6736(21)X0025-6#

campañas de vacunación, es decir, que las vacunas lleguen a todos los que las necesitan. La humanidad tenía la oportunidad de conseguirlo en esta pandemia. Y, por ahora, estamos fracasando.

13

Las vacunas contra las nuevas pandemias

Ha habido tres epidemias de coronavirus en los últimos veinte años. Tendrías que ser tonto para pensar que no habrá una cuarta, una quinta y una sexta.
DREW WEISSMAN
Coautor, junto con Katalin Karikó, de la aplicación de la tecnología ARN mensajero.

En el año 2015, la OMS organizó una reunión inédita.

Convocó a un gran número de expertos y les pidió que identificaran los agentes patógenos que podrían causar una pandemia. En la lista aparecieron virus para los que no teníamos tratamientos o vacunas, como el Zika o el SARS, el Nipah o la fiebre del valle del Rift. En cada actualización de esta lista, año tras año, han ido apareciendo algunas nuevas amenazas potenciales. Un día apareció una misteriosa enfermedad llamada X, una patología provocada por un agente infeccioso aún desconocido que podría aparecer en cualquier momento. En principio se pensaba en un virus muy contagioso, no identificado previamente, y que causaría una epidemia internacional.

Cuando se revisa la lista actual, en el año 2021, la COVID-19 aparece en primer lugar. Pero la enfermedad X sigue estando presente.

La necesidad de estar preparados frente a futuras nuevas pandemias no ha pasado desapercibida para los grupos de investigación que trabajan en vacunas. Mientras el mundo sigue luchando por salir de la pandemia de COVID-19, la ciencia ha dado un salto al futuro y está ya trabajando en el desarrollo de nuevos diseños contra futuras pandemias. Para conseguirlo hay que enfrentarse de entrada a dos grandes retos: el primero, anticiparnos al tipo de virus que puede causar la próxima crisis sanitaria; y el segundo, conseguir desarrollar las vacunas en tiempo récord.

La coalición CEPI (The Coalition for Epidemic Preparedness Innovations) se creó en el año 2017 en el seno del Foro Económico Mundial celebrado en Davos, Suiza, a raíz de la epidemia de Ébola de 2013, con el objetivo de acelerar la innovación para la preparación ante epidemias. Inicialmente se creó con la financiación de Bill y Melinda Gates, la fundación Wellcome Trust, y el apoyo de países como Alemania, Japón y Noruega. En este último país tiene su sede la coalición. Actualmente, la Unión Europea y Gran Bretaña forman parte de esta iniciativa público-privada a la que la revista científica *Nature* calificó en su lanzamiento como «la mayor iniciativa de desarrollo de vacunas contra virus que son amenazas potenciales de epidemia».

En 2021, la CEPI ha aprobado un presupuesto de más de tres mil quinientos millones de euros para desarrollar vacunas frente a futuras pandemias. Su apuesta consiste en crear una biblioteca de prototipos de vacunas contra las veinticinco familias que engloban a los doscientos sesenta virus que sabemos que tienen potencial de causar una enfermedad en los seres humanos.

Las vacunas serán ensayadas hasta llegar a una fase I. Es decir, se trabajará con estas en pruebas de laboratorio en células y posteriormente en animales para comprobar su capacidad de generar inmunidad frente a las veinticinco familias.

El segundo gran reto será la velocidad de producción de las vacunas. Si en la actual pandemia se ha conseguido desarrollar una vacuna en menos de trescientos días desde que se publicó la secuencia genética del SARS-CoV-2, el día 11 de enero de 2020, hasta la primera dosis que se administró, en diciembre de ese mismo año, el reto ahora es acortar el plazo a cien días.

La capacidad de desarrollar vacunas en esta pandemia ha conseguido que, en los primeros dieciséis meses de pandemia, la ciencia y la industria farmacéutica hayan sido capaces de iniciar los ensayos de doscientas treinta vacunas distintas. Siete ya están ampliamente aprobadas por agencias reguladoras internacionales y están siendo utilizadas.

Pero ante la amenaza de que aparezca un virus nuevo, el mundo ha aprendido la lección y pide que nos preparemos mejor. Una de las vacunas prioritarias es una pancoronavirus, una única vacuna para los virus de esta familia con capacidad actual o futura de infectar al ser humano. En esta nueva estrategia trabaja la científica Maria Elena Bottazzi, codirectora del Centro de Desarrollo de Vacunas del Hospital Infantil de Texas, en el Baylor College of Medicine de Houston, Texas. María Elena no solo centra su trabajo en una vacuna contra todos los coronavirus y también contra el coronavirus actual, sino en conseguir transferir el conocimiento para que todos los países puedan producir sus propias vacunas y ayudar a solventar uno de los grandes problemas: producirlas en muchos más países de renta media y baja para que sean accesibles a toda la población.

En el año 2011, nos reunimos con un grupo de virólogos y especialistas en coronavirus. Empezamos por evaluar qué se sabía acerca de esta familia a fin de descubrir dónde está su talón de Aquiles para poder desarrollar una diana contra la que dirigir una vacuna. Sabíamos que la proteína S o spike era aparentemente la más importante del virus, así que a esta nos dirigimos y ahora estamos tratando de atacar.

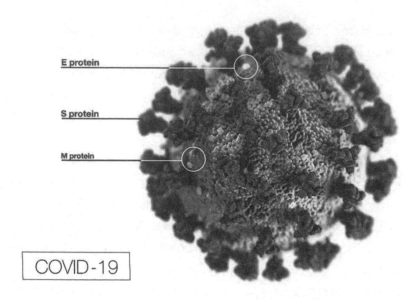

E protein

S protein

M protein

COVID-19

Imagen de un coronavirus con las proteínas S (spike), E y M.
© Alissa Eckert, MSMI; Dan Higgins, MAMS.

El estudio de una parte tan clara del virus podría parecer arriesgado ante la importante capacidad que tienen estos agentes infecciosos de mutar, de acumular cambios que pueden hacer que un nuevo coronavirus escape a la estrategia de una vacuna contra la proteína S. Sin embargo, el equipo de María Elena ha entrado en las entrañas de esta proteína para centrarse en el área que utiliza específicamente para adherirse a las células humanas, para anclarse con el receptor (cerradura) donde encaja.

Sabemos que el receptor acoplante, que es lo que en inglés se llama receptor binding domain, *es realmente el que el virus utiliza para acoplarse con el receptor en las células humanas. Lo que queríamos era evaluar si se podía enfocar ahí el desarrollo de vacunas, y hacerlas más específicas contra ese receptor, creando una secuencia que pueda también proteger contra varios coronavirus.*

Además, la gran apuesta tiene en cuenta un principio básico. Un virus no puede acumular demasiados cambios porque al final podría producirse una disminución en su eficacia para infectar a una célula. Si fuese así, esos cambios lo podrían llevar a desaparecer, como de hecho ha podido suceder otras veces en la historia de las enfermedades infecciosas provocadas por virus.

Sabemos que el virus muta, pero en concreto en esa región no puede cambiar mucho o no hasta el punto de perder su afinidad con el receptor de la célula humana. Manipulando su secuencia genética podemos enfocar la respuesta inmunológica para que los anticuerpos neutralizantes y la respuesta inmune en general puedan realmente enfocarse en tener una inmunidad dirigida a esa región del virus.

No todos los coronavirus son iguales ni utilizan el mismo receptor/cerradura de las células humanas para adherirse. Lo que los científicos están buscando son similitudes, qué tiene en común esta familia de virus que podamos identificar para lograr defendernos con una vacuna universal.

Es posible que logremos una vacuna universal para un cierto tipo de familia, pero tal vez no para todas. Pero, aunque no se logre al cien por cien, buscamos alcanzar la capacidad de conseguir lo que llamamos neutralización cruzada. Hay que recordar que el objetivo de las vacunas es tratar de reducir los síntomas clínicos. La vacuna inicial no protegerá al cien por cien, pero reducirá la severidad de la enfermedad, los niveles de infección y la transmisión de dicho virus.

El objetivo es contener una pandemia con una primera herramienta que se pueda desarrollar en apenas tres meses y disponer después de tiempo suficiente para investigar y producir vacunas más específicas.

Es científicamente lógico pensar que, si tenemos una vacuna eficaz que reduce la severidad de los síntomas, sea un reflejo de que nuestro cuerpo puede matar suficientes virus para que estos no continúen replicándose en nuestro cuerpo.

Elegir la tecnología que se debe emplear para desarrollar una vacuna contra un hipotético virus que aún no ha aparecido es la otra gran incógnita que plantea esta investigación. En la pandemia de la COVID-19 hemos visto la gran eficacia de las vacunas ARN mensajero, pero no tiene por qué ser la mejor opción si aparece un nuevo coronavirus. Las vacunas de AstraZeneca (Oxford) o Janssen son virus vector, basadas en la utilización de adenovirus, un virus que puede ser humano o de chimpancé, que causa catarro, pero que ha sido modificado para ser grandes vehículos que entran en nuestras células sin causar daño, verdaderos caballos de Troya que llevan instrucciones específicas para que nuestras células aprendan a producir la proteína S del virus, el sistema inmunológico la detecte y genere defensas.

Pueden ser también virus inactivados o atenuados. ¿Cómo será la vacuna diseñada para establecer un primer muro de contención frente a la oleada de nuevos virus pandémicos?

Maria Elena Bottazzi ha pensado mucho en esta estrategia y ya tiene su propia apuesta. Será una tecnología de proteína recombinante. Esta tecnología se basa nuevamente en mostrar al sistema inmunológico la proteína S del virus para que la reconozca, pero esta vez el modo de hacerlo es distinto. Entre otras diferencias, este nuevo diseño permite producir altas cantidades de esta proteína del virus modificada en el laboratorio. Y la vacuna se basará directamente en administrar las proteínas obtenidas. La empresa Novavax está utilizando esta tecnología para desarrollar una vacuna contra el SARS-CoV-2. La idea es obtener la secuencia genética de la proteína S, modificarla e introducirla en un virus que solo infecte a insectos, un baculovirus.

Tipo de vacuna		Vacunas autorizadas	Introducida por primera vez
Viva atenuada (patógeno debilitado o inactivo)		Sarampión, parotiditis, rubéola, fiebre amarilla, influenza, polio (oral), fiebre tifoidea, encefalitis japonesa, rotavirus, bacilo de Calmette-Guérin (BCG), varicela-zóster	1798 (viruela)
Patógenos enteros muertos		Tosferina (célula entera), polio, influenza, encefalitis japonesa, hepatitis A, rabia	1896 (fiebre tifoidea)
Porciones inocuas del patógeno (proteínas purificadas, proteínas recombinantes, polisacáridos, péptidos)		Tosferina, influenza, hepatitis B, meningococo, neumococo, fiebre tifoidea, hepatitis A, COVID-19	1970 (carbunco -ántrax-)
Partículas similares a virus (Virus-like particles, VLP)		Papiloma virus humano	1986 (hepatitis B)
Vectores virales		Ébola	2019 (Ébola)
Ácidos nucleicos (ADN, ARNm)		SARS-CoV-2	2020 (SARS-CoV-2)

Tipos de vacunas.
Tabla adaptada de Pollard A. J. y Bijker E. M. «A guide to vaccinology:
from basic principles to new developments.»
Nat. Rev. Immunol. *21, 83-100 (2021).*

Una vez obtenido el virus con esa nueva secuencia genética, se utiliza para infectar células de polillas. Las células infectadas producirán la proteína S y la expresarán en su superficie. Después llegará la cosecha. Tendremos millones de proteínas que se podrán recolectar y purificar. Así tendremos el ingrediente básico de la vacuna. Además, tanto en el caso de Novavax como de la vacuna en la que trabaja María Elena se utilizan adyuvantes, sustancias capaces de estimular el sistema inmunológico, por lo que las vacunas serán altamente eficaces. En el caso de la vacuna de Novavax, el adyuvante conocido como Matrix-M está compuesto por una saponina extraída de la corteza del árbol quillay (*Quillaja saponaria*), una especie endémica de la zona central de Chile.

Los componentes citados se ensamblan conformando nanopartículas con una estructura similar a la de la proteína S del SARS-CoV-2.

La vacuna de la hepatitis B, la del virus del papiloma humano o la de la gripe también utilizan el diseño de proteína recombinante.

El éxito de las vacunas que usan proteínas recombinantes está sobre todo en la ciencia de la formulación de esa proteína recombinante. Porque sabemos que la proteína por sí sola no es efectiva, y tiene que ser ayudada con adyuvantes e inmunoestimulantes.

Tenemos dos estrategias; por un lado, los prototipos de vacunas para los tres últimos coronavirus que han generado epidemias, el SARS, MERS y el SARS-CoV-2. ¿Qué pasa si las combinamos?,

Esta primera estrategia permitiría generar una especie de vacuna multivalente contra tres virus. Las pruebas que se han realizado hasta ahora en el laboratorio apuntan a que hay una mejora del sistema inmunológico frente a los tres.

Hemos observado interferencia y que hay una mejora de la respuesta inmune.

Pero también se plantean como segunda estrategia escoger partes específicas de los tres virus, en concreto, las secuencias genéticas de sus proteínas S, y construir una gran proteína única que represente a los tres virus, la gran S de los coronavirus que infectan a humanos.

Crearíamos una sola vacuna con una proteína recombinante con una secuencia consenso que contenga partículas muy específicas de diferentes virus.

Otros grupos de investigación, como el de la Universidad de Duke, en Carolina del Norte, trabajan también en el desarrollo de una vacuna contra varios coronavirus, incluso animales. Los diseños son parecidos. Es una vacuna de proteína recombinante y ya tiene buenos resultados en pruebas con animales. Esto aseguraba Kevin Saunders, director de investigación en el Duke Human Vaccine Institute durante su conferencia «Una vacuna para todos los coronavirus», ofrecida en mayo de 2021:

Lo que observamos en este estudio es que los anticuerpos pueden unirse a los virus y prevenir la infección. Conseguimos estimular esta parte del sistema inmune, de tal manera que es capaz de unirse no solo a SARS-CoV-2, sino también a los coronavirus que circulan en los animales.

Los investigadores quieren tener la vacuna preparada en un máximo de dos años para que pueda ser utilizada como «tercera dosis» si se necesitara reforzar la inmunidad provocada por las vacunas actuales.

María Elena está convencida de que, esta vez, el proyecto de desarrollar vacunas contra futuros coronavirus que puedan afectarnos no se quedará en un cajón, que la investigación continuará una vez se haya controlado la actual pandemia.

Creo que una de las razones por las cuales no se ha logrado con anterioridad de una manera más consistente y sostenible es porque siempre ha habido problemas con el modelo gerencial. A veces hay dinero, a veces no; a veces es prioritario, a veces no. Si ahora encontramos modelos que nos permitan hacer estos estudios de manera sostenible, creo que, aunque no sepamos cuál será la próxima pandemia, tendremos los resultados suficientes para poder acelerar la producción de lo que llamamos stockpile, *las vacunas necesarias en reserva para que, cuando se necesiten, se puedan evaluar en la clínica y disponer de ellas de forma muy rápida.*

Hay muchos retos más allá del diseño de la vacuna para llegar a estar preparados frente a futuras pandemias. La Unión Europea ha puesto en marcha un plan para acelerar la aprobación de las vacunas y sus actualizaciones frente a las variantes, y también la posibilidad de acortar el tiempo de las evaluaciones de los ensayos clínicos y así avanzar al ritmo del diseño científico.

Según la OMS, el propio sistema de distribución de las vacunas hace que una de cada tres dosis se pierda en la cadena de distribución.

Pero, a día de hoy, falta solucionar la gran piedra angular de cualquier lucha contra un virus nuevo, y es conseguir que las vacunas lleguen a toda la población por vías distintas a las donaciones. La actual pandemia nos ha demostrado que la vía de la donación mantiene desequilibrios tanto en la cantidad de dosis que se obtienen como en el tipo de vacunas que se distribuyen, así como en el tiempo necesario para que la población llegue a recibir la vacuna, si es que realmente lo consigue. Además, la inequidad puede contribuir a aumentar el rechazo a las vacunas por parte de una población que puede ver en ellas un objeto de discriminación o incluso de injerencia por parte de países extranjeros, lo que dificulta los planes de vacunación.

Por este motivo, el objetivo es conseguir que los países de rentas media y baja dispongan de sus propios medios para producir las vacunas y compartir el conocimiento, como hace la científica Maria Elena Bottazzi.

La vacunología es una de las mejores soluciones que tenemos en salud pública. A lo largo de la historia hemos podido hacer desaparecer enfermedades terribles usando este método de prevención. Por eso decidí trabajar no solo en la producción de prototipos, sino también en la gerencia, creando consorcios y colaboraciones, pensando siempre en cómo incentivar que las vacunas no se produzcan solo en países de renta alta. ¿Cómo podemos transferir la educación y capacitación a otros países? Esto puedo hacerlo porque trabajo en el ámbito académico, y por eso no trabajo para una multinacional.

Si usted mañana quiere aprender cómo hacer una vacuna, no tiene que ir necesariamente a GlaxoSmithKline (GSK) o Merck porque, a menos que pertenezca a esas empresas, nadie se lo explicará. Todo está protegido por leyes de propiedad intelectual. A los laboratorios de nuestro centro, que está dentro de una institución académica, usted puede venir y aprender cómo se hace.

14

La primera vacuna contra un parásito humano: la malaria

En medio mundo, un mosquito hembra, que suele picar entre el crepúsculo y el amanecer, provoca una de las enfermedades más difíciles de prevenir, tratar y erradicar de nuestra historia. Solo en 2019, la malaria o paludismo afectó a 229 millones de personas y provocó 409.000 fallecimientos. El 67 % fueron niños menores de cinco años. La malaria es endémica, es decir, existe de forma permanente, en más de cien países.

Pero esta situación está a punto de cambiar. Es posible que a finales de 2021 y principios de 2022, la malaria empiece a ser una enfermedad más controlable.

Hasta ahora, todos los proyectos de vacunas han ido cayendo en algunas de las tres fases clínicas por culpa de la enorme dificultad de conseguir una buena inmunización contra el parásito *Plasmodium falciparum*, que provoca el tipo de malaria más grave. Aunque hay cinco especies de parásitos que causan malaria en los seres humanos, el *Plasmodium falciparum*, junto con el *Plasmodium vivax*, se considera el parásito de la malaria más mortal del mundo y el más prevalente de África. Las vacunas más prometedoras apenas han alcanzado un 30 % de protección. Esta fue la situación durante décadas hasta que, un buen día, la malaria a la que gran parte de la población de países de renta alta considera una enfermedad lejana, aparecía en grandes titulares en la portada del prestigioso diario *The New York Times*. Era el mes de octubre de 2004 y el titular destacaba la aparición de una vacuna que demostraba eficacia. Curiosamente, el subtítulo del artículo aclaraba que la eficacia era limitada y, sin embargo, no dejaba de ser una gran noticia de portada. Así es la primera vacuna aprobada por una agencia reguladora: la esperanza es real, aunque la eficacia no sea muy alta.

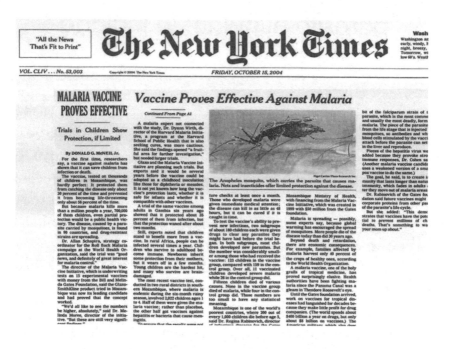

Portada de The New York Times del 15 de octubre de 2004.

Han pasado dieciséis años desde la publicación de esta portada. Desde el inicio de la investigación con esta vacuna, el pediatra Quique Bassat ha estado al frente de los ensayos clínicos. Cuando hablo con él, se encuentra en Mozambique, en el centro creado en 1996 para investigar la malaria. La vacuna está en fase III, aunque ya ha sido aprobada por la EMA. Después de tantos años, cuesta entender por qué no se ha conseguido una vacuna altamente eficaz contra la malaria y cuál es la principal dificultad a la que se enfrentan los científicos a la hora de diseñar una vacuna. Quique Bassat lo explica:

La razón está en la complejidad del parásito. Nosotros siempre usamos el mismo símil: si un virus es como una bicicleta y una bacteria es como un SEAT Panda, el parásito es como el Challenger o como un portaaviones. Es infinitamente complejo generar una respuesta inmune que proteja contra las múltiples fases de un parásito que va cambiando en el interior del cuerpo humano, en varios órganos diferentes, pero también dentro del mosquito que transmite la enfermedad. Conseguir una vacuna que genere una respuesta que inhiba todo el ciclo del parásito es complejísimo. No es imposible, pero es complejísimo.

Cuando se ven las imágenes de cómo evoluciona el parásito en el organismo humano, da la sensación de que tendríamos que desarrollar una vacuna para cada nuevo estado. Por eso es tan importante bloquear su evolución y detener el avance de la infección del parásito desde el inicio del ciclo, desde que recibimos la picadura del mosquito que lo transmite, el *Anopheles* hembra infectado, su principal vector.

Tras recibir la picadura, el parásito *Plasmodium falciparum* entra en nuestro organismo a través de las glándulas salivales del mosquito. En esta fase, el parásito está en forma de esporozoíto, la etapa en la que nos puede infectar. A continuación, circula por el torrente sanguíneo y, en diez o quince minutos, llega al hígado, donde se detiene unos días. Es el período de incubación de la enfermedad. En esta fase de la infección, la persona no tiene síntomas, la enfermedad es silenciosa. Pasado este tiempo, el parásito sale de nuevo y empieza la fase de reproducción, en la que el parásito se multiplica y aparecen los síntomas más claros de la enfermedad. Los primeros son fiebre, dolor de cabeza y escalofríos. Pueden ser leves y difíciles de identificar como malaria. Si no se tratan en las veinticuatro horas siguientes, la malaria provocada por *Plasmodium falciparum* puede convertirse en una enfermedad grave y, en ocasiones, provocar la muerte. Los niños con paludismo grave suelen sufrir anemia grave, dificultad respiratoria o malaria cerebral. Por este motivo, la malaria o paludismo es probablemente la enfermedad más importante transmitida por insectos.

A pesar de la enorme complejidad de la infección, la vacuna en la que trabaja Quique Bassat consigue inmunizar a un porcentaje suficiente para considerar que puede salvar la vida a miles de niños en muchos países africanos.

Las vacunas que se han investigado siempre habían alcanzado una efectividad leve o moderada. Sin embargo, en el caso de la malaria, una eficacia de entre un 30 % y un 50 % se considera un triunfo, cuando en cualquier otra enfermedad el objetivo es conseguir un 95 % y, si no alcanzas esa eficacia, prácticamente tiras a la basura el prototipo. En cambio, para la malaria no hay nada mejor, así que nos tenemos que conformar con protecciones moderadas y no excelentes.

En el año 2003 se inició la fase II en el sur de Mozambique, dirigida por el doctor Pedro Alonso, actualmente director del Programa Mundial de Malaria de la OMS. Las investigaciones se realizaron en el Centro de Investigación en Salud de Manhiça, en colaboración con el Centro de Investigación en Salud Internacional de Barcelona (CRESIB, Hospital Clínic, Barcelona). Los resultados demostraron eficacia en niños de más de dieciocho meses. Quique Bassat lo explica:

La primera prueba en niños africanos se hizo en España. Hicimos todos los estudios de fase II, que en malaria se llama fase II B, en un ensayo clínico con dos mil niños. Se demostró por primera vez que la vacuna funcionaba y protegía contra la enfermedad grave y contra la infección, con una protección imperfecta o parcial, pero muy robusta, es decir, estadísticamente muy significativa. Esto dio cier-

ta fama al centro que nació en el año 1996, que construyó una serie de plataformas para poder hacer investigación de calidad en África.

El ensayo se publicó en 2004 y fue escogido por la revista científica *The Lancet* como uno de los cien trabajos del siglo, además de ser portada de *The New York Times*.

La vacuna, llamada RTS,S o Mosquirix, había demostrado que podía proteger a niños pequeños. En el año 2007, la protección se extendió a bebés que viven en zonas endémicas de malaria. Se han necesitado más de veinte años de investigación para poder llegar a la gran fase III y probar la vacuna en miles de niños.

Nosotros también participamos en la fase III, que implicó a 16.000 niños en toda África. Yo no concibo la investigación clínica sin traslación y sin impacto, y la gran mayoría de la investigación biomédica que se hace en el mundo no da resultados hasta muchos años después. La suerte de trabajar con la malaria es que ves las cosas a la velocidad que están pasando, en tiempo real. Como investigador, no se me ocurre nada más gratificante que participar en la implementación de los ensayos en las fases II B y III, y ver que ahora ya se está pilotando en África, sabiendo que a lo mejor en el año 2022 los niños africanos van a tener una vacuna que les va a salvar la vida.

La vacuna se inventó en los laboratorios de la sede central de GSK, en Bélgica, a finales de la década de 1980, en colaboración con el Instituto de Investigación del Ejército Walter Reed de Estados Unidos.

Es una vacuna de proteína recombinante que se inyecta por vía muscular, y que presenta un antígeno que se llama preeritrocítico. Dentro del ciclo vital del parásito, cuando el mosquito te pica la primera vez, te inyecta el parásito, que circula por la sangre entre diez y quince minutos. Pero enseguida se mete en el hígado y se que-

da ahí durante unos diez días. El antígeno específico al que apunta la vacuna es uno que se expresa solo en esta fase inicial de circulación rápida en la sangre, porque si evitamos que el parásito llegue al hígado o se continúe desarrollando, evitaremos todo lo que viene después, es decir, la aparición de la sintomatología clínica.

Posteriormente, el proyecto recibió financiación de la Fundación Bill y Melinda Gates y contó con la colaboración de distintas instituciones públicas y privadas de varios países, como la PATH Malaria Vaccine Initiative (MVI) o el Instituto de Salud Global de Barcelona (ISGlobal).

Quique Bassat recuerda como gran anécdota la visita de Bill y Melinda Gates y la primera llegada de financiación.

En el año 2003 nos dijeron: «Va a venir un visitante, no os podemos decir quién es por razones de seguridad, pero tiene que estar todo impecable, porque vendrá con su mujer a visitar el centro.» Y apareció Bill Gates con su mujer. Dieron una rueda de prensa en Manhiça en la que anunciaron, por primera vez, que iban a donar dinero para la investigación de la malaria. Fue una primera donación de cuarenta y ocho millones de dólares, que en aquel momento parecía la locura más loca del mundo, pero, claro, si lo comparas con lo que lleva donado solo para investigación de la malaria hasta ahora, parece una cantidad pequeña.

La erradicación de la malaria es uno de los objetivos actuales de la fundación Bill y Melinda Gates, que el año 2016 donó cinco mil millones de dólares al Fondo Mundial de Lucha contra el SIDA, la Tuberculosis y la Malaria (GFATM, en inglés *The Global Fund to fight AIDS, Tuberculosis and Malaria*), el fondo de financiación más importante que existe hasta la fecha creado en el año 2002 a iniciativa de Naciones Unidas y en el que participan gobiernos, sociedad civil y fondos privados con el fin de movilizar, administrar e invertir recursos financieros en la lucha contra estas tres enfermedades, incluidas entre las más devastadoras y que suelen afectar de forma desproporcionada a la población más pobre y débil. El Fondo recibe anualmente casi cuatro mil millones de dólares y adjudica este dinero en forma de subvenciones a la ejecución de programas en países y regiones con pocos ingresos que sufren las consecuencias de estas enfermedades. En sus discursos de campaña para la erradicación de la malaria, esto es lo que dice Melinda Gates:

> *Cualquier objetivo que no sea erradicar la malaria es aceptar la malaria, es hacer las paces con ella. Es como si los países ricos dijeran: «No necesitamos erradicar la malaria en todo el mundo mientras la hayamos eliminado en nuestros propios países.» Esto es simplemente inaceptable.*

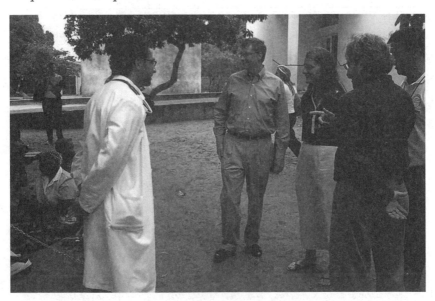

Quique Bassat con Bill y Melinda Gates.

En julio de 2015, la vacuna Mosquirix o RTS,S consiguió la opinión científica positiva de la EMA, aunque no alcanza el 50 % de protección. La razón nos da una idea de la complejidad de esta enfermedad.

La vacuna, que inmuniza también contra la hepatitis B, se autorizó para niños de seis semanas a diecisiete meses. Según la EMA, las principales pruebas procedentes del gran ensayo clínico realizado en siete países africanos (Burkina Faso, Gabón, Ghana, Kenia, Malaui, Mozambique y Tanzania) han demostrado que Mosquirix proporciona una protección modesta contra la malaria por *Plasmodium falciparum* en niños en los doce meses posteriores a la vacunación. La vacuna fue eficaz para prevenir un primer o único episodio clínico de malaria en el 56 % de los niños de cinco a diecisiete meses y en el 31 % de los niños de seis a doce semanas. La eficacia de la vacuna disminuyó después de un año.

Sobre la base de los resultados del estudio, la EMA concluyó que, a pesar de su eficacia limitada, los beneficios de Mosquirix superan los riesgos en ambos grupos de edad estudiados y que los beneficios de la vacunación pueden ser particularmente importantes entre los niños en zonas de alta transmisión en las que la mortalidad es muy alta.

Como la vacuna tiene una eficacia parcial, cercana al 50 % y no al 95 %, antes de recomendar su implementación a gran escala en los lugares de África donde hay malaria, se ha preferido pilotar en tres países de forma mucho más monitorizada. Y se está administrando desde el 23 de abril de 2019 en Malaui, Ghana y Kenia. Entre seiscientos y setecientos mil niños han sido inoculados con esta vacuna y se les seguirá administrando durante tres años. Así conoceremos el impacto real de su implementación a gran escala. Los modelos matemáticos previos sugieren que hay un impacto increíble al introducir una vacuna, aunque tenga una eficacia parcial, y ya tenemos los primeros resultados y valoración de la OMS, publicados en abril de 2021.

En un momento en el que el progreso mundial en cuanto al control de la malaria se ha estancado, la OMS asegura que la vacuna tiene el potencial de salvar decenas de miles de vidas al año si se añade a las intervenciones de control de la malaria actualmente recomendadas, como el uso de mosquiteras impregnadas de insecticidas. «Esta vacuna puede ser clave para que la prevención del paludismo sea más equitativa y para salvar más vidas», comenta en su comunicado. Pedro Alonso añade:

El progreso hacia los objetivos fundamentales de nuestra estrategia mundial contra el paludismo sigue sin estar bien encaminado. Para volver al buen camino, se necesitan urgentemente nuevas herramientas y las vacunas contra el paludismo deben ser un componente crítico del conjunto de herramientas generales.

No hace muchos años, en países como España, la malaria era endémica. En la década de 1950 se llevó a cabo un intento de erradicación de la enfermedad que se consiguió en los países más desarrollados y a partir de ese momento se frenaron los esfuerzos en las zonas más desfavorecidas.

En España se logró en 1964, gracias a un plan que incluía acceso a fármacos, uso de larvicidas, obras de saneamiento ambiental en cuencas mineras, vías ferroviarias y áreas agrícolas, y también mediante una red de dispensarios antipalúdicos, entre otras medidas. Pero el coste de una operación como esta es muy alto y la velocidad para conseguirlo muy lenta.

Pese a que a lo largo del siglo xx se pensó que la malaria podría controlarse mediante el empleo de insecticidas y fármacos antipalúdicos, lo cierto es que a comienzos del siglo xxi se observó que la infección emergía de nuevo en algunas zonas y, lo que es más grave, el parásito se mostraba cada vez más resistente a los medicamentos antipalúdicos y las zonas de multirresistencia se estaban ampliando. De ahí la necesidad de conseguir una vacuna.

La cuestión está en la velocidad. Por ejemplo, Sri Lanka llegó a tener tan solo diecisiete casos al año de malaria en la década de los se-

tenta y los ochenta. Estaba realmente en el último kilómetro de la eliminación. Posteriormente se relajaron las medidas, aparecieron epidemias múltiples y se volvió a centenares de miles de casos por año. Una vacuna de la malaria que fuera altamente eficaz, es decir, mejor de lo que tenemos hasta ahora, podría jugar un papel importante y acelerar la reducción de casos.

Espera, te cuento

¿La malaria influyó en la extinción de los dinosaurios?

El parásito de la malaria afecta a veinte mil tipos de animales diferentes, pero no se produce transmisión desde el animal al humano. Las malarias humanas son exclusivamente humanas y las malarias de animales son solo de animales, con una única excepción, la de un *Plasmodium* que se llama *knowlesi*, me cuenta Quique:

> Es un *Plasmodium de los macacos que también infecta a los humanos. Por eso solo se transmite en la selva de Borneo, en Indonesia y Malasia, una zona relativamente pequeña. Pero en Malasia, donde la eliminación de la malaria había avanzado mucho y muy rápido, ahora mismo prevalece esta malaria zoonótica, que viene del mono.*

Pero, ¿cuándo apareció la malaria? Un artículo publicado por *National Geographic* en el que se resume el conocimiento que se tiene sobre el origen de la malaria, reflejaba un trabajo científico publicado por *American Entomologist* cuyo autor, George Poinar Jr., saltó a la fama por tratar de extraer ADN de un insecto atrapado en ámbar, la idea que inspiró al escritor Michael Crichton para su novela *Parque Jurásico*. El trabajo de Poinar, investigador de la Facultad de Ciencias de la Universidad Estatal de Oregón, incluye una pieza de ámbar, descubierta en la República Dominicana, de entre quince y veinte millones de años de antigüedad, que encierra un mosquito *Culex malariager*. Se trata del primer registro fósil de malaria *Plasmodium*, la que infecta a los humanos. Según Poinar, la malaria tiene un origen de más de cien millones de años de antigüedad en su forma primitiva y veinte millones de años en su forma moderna, cuyo transmisor es el mosquito *Anopheles*.

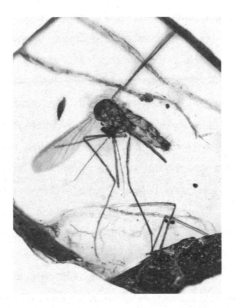

Este mosquito de quince a veinte millones de años de edad,
Culex malariager, *fue descubierto en la República Dominicana*
conservado en ámbar, y está infectado con el parásito de la
malaria Plasmodium dominicana. *Es el fósil más antiguo*
conocido que contiene malaria Plasmodium, *relacionada con el*
tipo que hoy infecta a los seres humanos. (Foto de George
Poinar, Jr., cortesía de la Universidad Estatal de Oregón.)

En el artículo «Un antiguo asesino: organismos de malaria ancestrales rastreados hasta la edad de los dinosaurios», que publica la propia Universidad de Oregón, el origen prehistórico de la malaria sugiere que evolucionó en insectos hace al menos cien millones de años, y los primeros vertebrados huéspedes de esta enfermedad fueron probablemente reptiles, que en aquella época habrían incluido a los dinosaurios. En trabajos anteriores, Poinar y su esposa, Roberta, sugieren la malaria y la evolución de los insectos chupadores de sangre como vectores de enfermedades que podrían haber jugado un papel significativo en la extinción de los dinosaurios.

En un libro publicado por ambos investigadores, *What Bugged the Dinosaurs? Insects, Disease, and Death in the Cretaceous*[2] (¿Qué sacó de quicio a los dinosaurios? Insectos, enfermedad y muerte en el Cretácico), George y Roberta Poinar argumentaban que los insectos portaban enfermedades que contribuyeron a la extinción generalizada de los dinosaurios alrededor del «límite K-T», hace unos sesenta y cinco millones de años. «Hubo eventos catastróficos que se sabe que ocurrieron en aquella época, como impactos de asteroides y flujos de lava —comenta Poinar en la presentación del libro—. Pero está claro que los dinosaurios declinaron y lentamente se extinguieron durante miles de años, lo que sugiere que debieron de haber otros problemas implicados. Insectos, patógenos microbianos y enfermedades de los vertebrados estaban surgiendo alrededor de esa misma época, incluyendo la malaria.»

El primer registro humano de la malaria se produjo en China en el año 2700 a. C. Algunos investigadores creen que esta enfermedad podría haber contribuido a la caída del Imperio romano.

---

2. Princeton University Press, Princeton, 2008.

El año 2021 nos ha proporcionado otra buena noticia. Mientras países como China han conseguido erradicar la malaria, según la OMS, otra vacuna con un diseño muy parecido a Mosquirix o RTS,S arranca con tasas muy altas de inmunidad en sus primeros ensayos clínicos, algo que no tiene precedentes. La vacuna la está desarrollando la Universidad de Oxford en el Reino Unido y ha demostrado una eficacia de más del 70 % en la fase II B. El equipo asegura que, de las cien candidatas a vacunas de malaria que han llegado a la fase de ensayo clínico en las últimas décadas, ninguna había obtenido este porcentaje tan alto de eficacia. Los científicos, en colaboración con el Instituto Suero de India y la empresa Novavax, han comenzado los preparativos para iniciar la fase III y probar la vacuna en cuatro mil ochocientos niños de cinco a treinta y seis meses en cuatro países africanos. La vacuna será accesible en cuanto a precio, se puede producir en grandes cantidades y es fácil de conservar. Adrian Hill, director del Instituto Jenner de la Universidad de Oxford, durante la presentación de los resultados de los ensayos clínicos aseguraba:

> Con el compromiso de nuestro socio comercial, el Instituto Suero de India, de fabricar al menos doscientos millones de dosis al año en los próximos años, la vacuna tiene el potencial de causar un gran impacto en la salud pública si se logra la licencia.

Mientras avanzan las investigaciones de la nueva vacuna de Oxford, se espera que a finales de 2021 o principios de 2022 ya se hayan publicado los resultados definitivos de la vacuna RTS,S o Mosquirix, y que la OMS recomiende su uso en niños. Será la primera vacuna contra la malaria o paludismo que se implemente a gran escala. Esto dará un giro a la situación de la enfermedad en la población infantil de muchos países de África. Es la primera y es mejorable, pero será una herramienta que permitirá disminuir el grave impacto de la enfermedad en los niños después de más de cuarenta años de investigación.

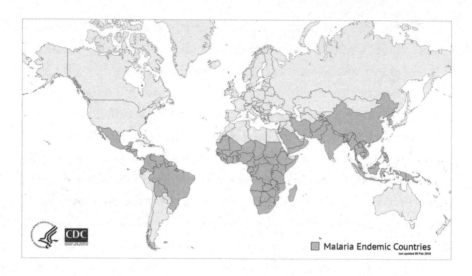

Países con malaria endémica.

Centro para el Control y la Prevención de Enfermedades, Atlanta.

15

Vacunas: las nuevas armas de transformación mundial

Cuando estuve en Afganistán, a propósito de los talibanes, le dije a un enfermero: «¿Cómo puedes vivir con un gobierno bárbaro? Tenéis que luchar contra este gobierno.» Pero él me dijo: «No, lo que yo quiero es escoger al próximo presidente de Estados Unidos, porque su influencia sí que me afecta muchísimo. Pero, claro, yo no puedo elegirle, eso lo hacen los que están allá.» Entonces me di cuenta de que estaba siendo testigo de algo que siempre había pensado: que entre el lugar donde se toman las decisiones y donde ocurren sus principales consecuencias, hay mucha distancia.

Cuando unos aviones impactaron en las Torres Gemelas, la primera decisión que tomó Estados Unidos fue atacar Afganistán a base de bombardeos. Si Osama Bin Laden hubiera estado escondido en unas montañas en Ohio, por hacer un poco de política ficción, estoy convencida de que la decisión no hubiera sido bombardear. Hubiera sido otra, porque bombardeando sabes que además estás produciendo enormes daños colaterales. Más tarde, aquel enfermero me dijo: «¿Ahora entiendes por qué quería votar al presidente americano? Porque hubiera tenido que hacerse responsable de mí, responsabilidad que ahora no tiene.»

La anécdota me la cuenta Rafael Vilasanjuan cuando estamos hablando sobre los motivos de dedicarse a su profesión. Creo que no podría encontrar un ejemplo más representativo del impacto de la geopolítica en la vida de todos los ciudadanos.

Cuando, a los pocos meses de comenzar la pandemia, se anunciaba la llegada de las vacunas, todos mirábamos expectantes no solo a la ansiada llegada de una solución, sino al reto humano de ser capaces de producirlas y repartirlas entre toda la población del mundo. Rápidamente, los movimientos geopolíticos empezaron a bailar al mismo ritmo que la producción de viales.

¿Pueden convertirse las vacunas contra la COVID-19 en una nueva moneda de poder, como el petróleo o las armas nucleares? La pregunta la planteaba el pasado mes de agosto Antonio Regalado, editor de la revista *MIT Technology Review*, del Instituto Tecnológico de Massachusetts (MIT). Unos días antes, Rusia había anunciado que su vacuna contra la COVID-19 había sido registrada, y se había convertido en la primera vacuna contra el SARS-CoV-2. El anuncio lo hizo el propio presidente Vladimir Putin, que aseguraba que la vacuna Sputnik V, desarrollada por el Instituto Gamaleya, cumplía los criterios de eficacia y seguridad y había obtenido los certificados pertinentes. La OMS manifestó sus reticencias iniciales ante la falta de datos de los ensayos clínicos que, según el ministerio de defensa ruso, habían demostrado que los militares voluntarios habían desarrollado una inmunidad que duraría como mínimo dos años. Ha pasado casi un año desde el anuncio. La vacuna se utiliza en más de sesenta y seis países, según asegura el propio presidente Putin, en principio aquellos con los que Rusia tiene buenas relaciones. Pero, en junio de 2021, la vacuna aún no ha recibido el visto bueno de la OMS ni de la agencia reguladora europea, que sigue revisando sus datos. Ante su posible utilización como arma estratégica en muchos países, especialmente en América Latina, ese mismo mes de junio Vladimir Putin negó todo tipo de vinculación con razones geoestratégicas, y aseguraba que las razones humanitarias son las únicas que están detrás de su amplia distribución. La vacuna utiliza una tecnología de vector viral muy parecida a la de Oxford/AstraZeneca. Europa, Estados Unidos e Israel han apostado fuertemente por una tecnología muy distinta e innovadora, la de ARN mensajero, con vacunas como las de Pfizer/BioN-Tech y Moderna, que a día de hoy no son producidas ni apenas empleadas fuera de sus territorios. Los países productores tampoco se plantean transferir la tecnología para facilitar su producción en otras regiones del mundo.

Tras más de un año de pandemia, el mundo se divide entre los que pueden fabricar vacunas y los que miran esperando recibirlas. Carlos Malamud y Rogelio Núñez, en su artículo «Vacunas sin integración y geopolítica en América Latina», publicado por el Real Instituto Elcano, aseguran:

> *La capacidad de influencia de China y Rusia se ha incrementado debido a la compra masiva de dosis por parte de Estados Unidos y los gobiernos europeos, que han dejado desprovistos de vacunas a los países de renta media y baja.*

El secretario ejecutivo adjunto de la Comisión Económica para América Latina y el Caribe (CEPAL), Mario Cimoli, ha denunciado el acaparamiento de vacunas por parte de los países más ricos. El mismo artículo apunta:

> *Estados Unidos llega a cubrir la población en un 199 %; la Unión Europea, en un 199 %; y Canadá alcanza el 532 %. De una producción de 6,5 billones de dosis de la vacuna, América Latina tiene acceso solo a un 11 %, y África a un 4 %.*

A día de hoy, las vacunas se han convertido en la única herramienta que permite la recuperación económica de los países afectados: los sistemas sanitarios, la movilidad y la desaparición del temor a nuevos confinamientos. Ante la falta de antivirales frente al coronavirus, las vacunas han pasado de ser solo una estrategia para conseguir inmunización a convertirse en un arma geopolítica.

En el artículo «The Newest Diplomatic Currency: COVID-19 Vaccines» (La nueva moneda diplomática: las vacunas contra la COVID-19), *The New York Times* asegura:

> *Los países con los medios o el* know-how *están usando las vacunas para conseguir favores o para descongelar relaciones frías que mantienen algunos países. La India envía vacunas a Nepal, un país que cada vez está más influido por China. Sri Lanka, en medio de una guerra diplomática entre Nueva Delhi y Pekín, está recibiendo dosis de ambos bandos.*
>
> *Los Emiratos Árabes Unidos, que están poniendo en marcha sus campañas de vacunación más rápidamente que cualquier otro país excepto Israel, han comenzado a donar vacunas Sinopharm, de fabricación china, que adquirieron a países donde tienen intereses estratégicos o comerciales.*

La historia nos demuestra que la utilización de vacunas con motivos estratégicos para mejorar las relaciones entre países que las pueden comprar o fabricar no son una excepción ni puede atribuirse a un solo país con un régimen político u otro.

«Uno se adentra en el oscuro mundo del comercio de caballos», admitía el consultor de biotecnología Pierre Morgon en el mismo número del *MIT Technology Review*, recordando su época en la empresa farmacéutica Sanofi durante la pandemia de gripe H1N1 en 2009, cuando diplomáticos en París (Francia) eligieron qué países recibirían los suministros prioritarios. La lista incluía aquellos países que suministraban productos básicos de los que Francia dependía: gas, petróleo y uranio. «Ni siquiera intentaron disimular un poco.»

La falta de equipamientos básicos al principio de la pandemia también condicionó las relaciones internacionales. No olvidemos la dependencia de China como proveedor de los equipos de protección personal, las mascarillas y el equipamiento básico. «Ahora es la única gran economía del mundo que aumentó sus exportaciones un 2 % en 2020», informaba Radio Nacional de España (RNE) en el espacio titulado *La geopolítica del coronavirus* del programa 24 horas.

> *En 2020 salieron de China 67.600 millones de dólares en mascarillas y equipos de protección. También en forma de donaciones para mejorar sus relaciones con el resto del mundo. Es lo mismo que ahora hace con sus vacunas.*

China ha decidido convertirse en el gran suministrador mundial para los países con menores posibilidades de compra, situando las vacunas en el centro de su estrategia internacional y declarándolas bien de utilidad pública. Tiene tres: Sinopharm, CanSinoBIO y Sinovac.

Jesús Núñez, codirector del Instituto de Estudios sobre Conflictos y Acción Humanitaria (IECAH), es uno de los grandes expertos en geopolítica en España. Jesús colabora como profesor en el curso *Periodismo en situaciones de crisis, emergencias y desastres* que dirijo desde hace años. Escuchar a Jesús es estar dispuesto a darle la vuelta al mapa mundial que tenemos en nuestra mente y deformarlo en función de grandes países dominantes que están detrás no solo de la economía, la búsqueda de materias primas o la política, sino de muchos de los conflictos que se perpetúan a lo largo de años sin que aparentemente sepamos por qué, ni los medios de comunicación informen mucho de ello. En el programa de RNE, Jesús comenta:

> *La pandemia sirve como catalizador y acelerador de tendencias, más que como el arranque de algo completamente nuevo en el mundo de las relaciones internacionales. Parece que la globalización va a cambiar, China va a consolidar finalmente su liderazgo mundial, y va a haber una reconfiguración completa de un orden internacional liberal que se ha deteriorado tanto que ya no nos sirve.*

Enlazando con la geopolítica de las vacunas y en concreto con el papel de China, Jesús vuelve a asegurar:

China va a utilizar las vacunas y todas las herramientas que pueda para hacer lo que ya estaba haciendo antes de la pandemia, que es intentar liderar el mundo, y eso nos lleva a un escenario, como mínimo, de tensión creciente entre Estados Unidos, país hegemónico mundial, y China como aspirante.

Las tensiones entre China y Estados Unidos no han desaparecido con la salida de Donald Trump de la Casa Blanca. Ante las acusaciones de que China habría podido fabricar el coronavirus, Joe Biden, con un talante distinto, sigue pidiendo una investigación sobre el posible escape del virus del laboratorio de virología de Wuhan, y reconoce que la propia CIA, su servicio de inteligencia, investiga la aparición del primer brote en China.

Al principio de la pandemia había más dudas, porque se esperaba que la primera oleada acabara y que el virus desapareciera poco a poco. Pero cuando se confirma que esto no va a suceder, que el virus tiene una capacidad de reproducción y de contagio muy elevada, la vacuna se presenta como el único remedio para ganar la batalla.

Rafael Vilasanjuan ha trabajado en programas de acceso de vacunas y medicamentos desde muy distintas organizaciones, desde MSF hasta, en la actualidad, la GAVI, en la que, desde su junta directiva, representa a organizaciones de la sociedad civil. Su visión del papel global de las vacunas, y en particular en esta pandemia, no deja lugar a dudas sobre la utilización geopolítica de los gobiernos para conseguir crecer en influencia.

Podríamos poner al mismo nivel el poder que tienes con una bomba nuclear en situaciones bélicas con el que tienes con una vacuna para

hacer frente a una pandemia de estas características, si lo plantea-
mos en términos ligados al conflicto. Quien tiene la vacuna, tiene el
poder para ganar en toda una serie de cuestiones. La primera es la
necesidad de recuperación económica. El virus ha hundido la econo-
mía mundial a niveles que no conocíamos desde el siglo pasado,
bien entrada la crisis del 29.

En su informe *Perspectivas Económicas Mundiales en 2020*, el Banco Mundial afirma que la pandemia de la COVID-19 ha provocado la peor recesión desde la Segunda Guerra Mundial y es la primera vez, desde 1870, que tantas economías juntas experimentan una disminución de la renta per cápita. Pero además, más de dieciséis meses después de la declaración de la pandemia, muchos países siguen con sus fronteras cerradas o limitaciones en cuanto a la entrada de viajeros.

Jamás se habían tenido tantos recursos, tantos medios para investi-
gar, tantos países interesados en encontrar una vacuna y en distri-
buirla, cuestión en la que más se ha visto lo que podríamos llamar
un determinado nacionalismo de la vacuna, con operaciones como
la americana Warp Speed, diseñada para incrementar la capacidad
de producción de vacunas en Estados Unidos, muy parecida a lo que
fue en su día la operación Manhattan, que puso a la academia, la
industria, y el Pentágono al servicio de la fabricación de bombas
nucleares, las bombas atómicas que luego se lanzaron sobre Naga-
saki e Hiroshima.

La Operación Warp Speed (OWS) tenía como objetivo el desarrollo de vacunas y procesos necesarios para detener la COVID-19 y reducir de setenta y tres a catorce meses el tiempo necesario para la investigación, las pruebas, el suministro, el desarrollo y la distribución de vacunas. Para conseguirlo se utilizaron los recursos del gobierno federal y del sector privado de Estados Unidos.

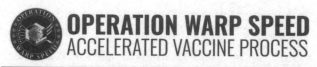

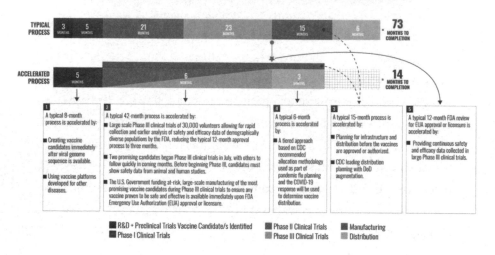

Departamento de Defensa de Estados Unidos.

Al mismo tiempo, hemos visto cosas novedosas o distintas. Yo me he referido a ello en algunos medios como «el primer nacionalismo de Europa». Lo que no consiguió la moneda única, que no todos los países adoptaron, ni la Constitución, que no todos ratificaron, lo ha conseguido la vacuna. Es una apuesta que podríamos llamar supranacional, que nos ha llevado a comprar vacunas de forma conjunta y que permite que un ciudadano de Rumanía tenga el mismo derecho y a recibir una vacuna determinada que un ciudadano de Alemania o Portugal. Y eso obedece a una razón fundamental: mantener abierto el Espacio Europeo.

Esta era también la filosofía de COVAX, la plataforma internacional para hacer posible la vacunación a nivel global y, en especial, en los países de renta baja. Semana tras semana, la OMS denuncia la falta de vacunas para poder cumplir su propósito.

Se ha creado un nuevo escenario geopolítico. Todos los países quieren vacunas que son difíciles de conseguir y aquí empieza un nuevo campo de batalla en las relaciones internacionales, en dos sentidos básicamente: conseguirlas y proveerlas para abrir nuevas relaciones.

Las vacunas que algunos estados exhiben como logro de sello nacional empujan a un rediseño de la seguridad mundial y a establecer nuevas alianzas, compitiendo con valores como el oro, el petróleo o la moderna tecnología 5G.

A mí, el caso que más me llama la atención es el de Brasil, con Bolsonaro. Al principio de la pandemia hizo una apuesta clara por ser un país pro-Trump. Antes de la pandemia, en el concurso de telefonía móvil para abrir la provisión de redes 5G, Brasil prohibió la entrada de China para impedir la participación de Huawei. Posteriormente, los brasileños se quedaron sin vacunas, entre otras cosas porque no tenían acceso a las vacunas americanas, ya que Estados Unidos había cerrado sus fronteras y había decidido que hasta que no se vacunara a toda su ciudadanía no iba a permitir que saliera producción americana hacia otros países; no tenían licencias de vacunas tipo Pfizer o Moderna, y tampoco tenían acuerdos fáciles con otros países. Por eso, el gobierno Bolsonaro se entregó a la vacuna China. A cambio, abrirán de nuevo el concurso para que entre la telefonía móvil.

Rafael Vilasanjuan plantea además un cambio que trasciende las relaciones bilaterales entre países y apunta a un cambio en las organizaciones multilaterales, comenzando por la propia ONU, que fue creada, como recuerda, siguiendo un modelo de seguridad del siglo xx.

Cuando se creó la ONU en 1945 se hizo pensando en conflictos bélicos, en los convenios de Ginebra, en los refugiados, en todas las

consecuencias de la seguridad nuclear. Y posteriormente se creó una
agencia de salud, la OMS, orientada hacia la salud pública. Nada
de esto encaja ya con el mundo que tenemos.

Los países están movilizándose buscando nuevos aliados que les
puedan ayudar a salir de la crisis. Los dos conceptos van juntos: cambio en el sistema multilateral y cambio en el sistema de relaciones internacionales.

Un ejemplo es la aparición de COVAX, la iniciativa para conseguir vacunar a la población de los países de rentas media y baja. En su
comité de dirección se encuentran desde la propia OMS hasta la sociedad civil, pasando por el Banco Mundial, la ONU o la Fundación
Bill y Melinda Gates. Cada uno cuenta con un voto en la toma de
decisiones.

Iniciativas como esta hacen pensar que en el futuro podremos
conseguir una nueva gobernanza más cercana a las necesidades de seguridad sanitaria que del multilateralismo heredado de la Segunda
Guerra Mundial.

Se va a producir un cambio por necesidad, porque la salud glo-
bal pasa de ser un problema de solidaridad a convertirse en un
problema de seguridad de todos, al igual que las guerras. El ex
primer ministro del Reino Unido, Gordon Brown, ha apunta-
do que una de las posibilidades sería la creación de un ministe-
rio de salud global. Eso sí que es una utopía. En cambio, vere-
mos fórmulas híbridas mucho más participadas por nuevos
actores.

En el horizonte tenemos tres grandes desafíos sanitarios que, según Rafael, provocarán la necesidad de crear nuevas formas de organización y de toma de decisiones globales, para los que ningún estado
está preparado para dar respuesta de forma individual.

Un desafío, evidentemente, son las enfermedades infecciosas; otro es el cambio climático, el calentamiento global; y un tercero es la movilidad de la población. Ninguno de los tres se puede controlar desde un estado. Por eso vamos a necesitar mecanismos multilaterales más eficaces. Yo tengo confianza en que así suceda.

El 21 de junio de 2021, Sudáfrica se convirtió en el primer país que podrá producir tecnología ARN mensajero fuera de Europa y Estados Unidos gracias al apoyo de COVAX, en colaboración con un consorcio sudafricano compuesto por Biovac, Afrigen Biologics and Vaccines, una red de universidades y los CDC africanos.

Tras todas las declaraciones de los dirigentes políticos que se pudieron escuchar dando la bienvenida a esta iniciativa, llamaron la atención las palabras del presidente francés Emmanuel Macron. El concepto de salud global como una necesidad urgente comienza a aparecer en los discursos políticos de grandes mandatarios.

Hoy es un gran día para África y para todos los que trabajan para conseguir un acceso más equitativo a los productos sanitarios. Esta iniciativa es la primera de una larga lista por venir, que seguiremos apoyando, junto con nuestros socios, unidos en la creencia de que actuar por el bien público mundial es la lucha del siglo, una lucha que no puede esperar.

16

La emoción

A lo largo de estos meses he pedido a todos los que han participado en este libro que me contaran una historia personal relacionada con las vacunas. Podían elegir una vacuna que considerasen especial por su complicado descubrimiento, una campaña de vacunación o algo tan personal como contar por qué se dedican al mundo de las vacunas y qué beneficio personal les reporta este trabajo.

Esta pregunta casi anecdótica se ha convertido finalmente en una de las cuestiones esenciales de todas las entrevistas que he realizado. No ha habido ni un solo caso en el que no haya descubierto una historia detrás de cada uno de los entrevistados. A muchos, sorprendidos por la pregunta, os puedo asegurar que les ha costado contestar sin emocionarse.

Por eso creo que lo mejor es dedicar el último capítulo de este libro a reunir algunas de las declaraciones más personales y emotivas.

Gracias a todos los entrevistados por haberme dedicado vuestro tiempo y paciencia, y por haberme enseñado tanto.

MIRIAM ALÍA
Responsable de vacunación y respuesta a epidemias
Médicos Sin Fronteras
He ido siete veces a la República Centroafricana. En 2014, fui como coordinadora médica de la unidad de emergencias después del golpe

de estado. Trabajamos en la capital, Bangui, en varios campos de desplazados internos, e hicimos varias campañas de vacunación, además de organizar la vacunación de rutina. Lo clásico es vacunar contra el sarampión a los desplazados, esto es algo estándar en todo el mundo. Nosotros utilizamos la cartilla de vacunación del ministerio de salud, pero a veces no tienen y usamos una cartilla hecha por nosotros, que damos a los que vacunamos. Tres años más tarde, volví de nuevo, porque había una alerta sanitaria, pero esta vez fui al norte, a la frontera con Chad, donde tenemos uno de nuestros proyectos. Muchos de los desplazados de Bangui se habían ido hacia el norte, porque era zona musulmana, y había campos de desplazados allí también. Aunque fui por otra cosa, una alerta de ébola que fue descartada. Como responsable de vacunación, decidí dirigirme a uno de esos campos de desplazados en el norte y vacunar todos los niños a los que les faltara alguna vacuna. «¡Que vengan todos con las cartillas de vacunación para ver lo que les falta!», les dije. Y llegó una mamá. Traía la cartilla de vacunación de Bangui de 2014, una cartilla que le había dado el equipo de vacunación de MSF años antes. Durante el viaje desde Bangui hasta la zona norte, en la frontera con Chad, lo perdieron todo, porque los asaltaron no sé cuántas veces y hubo no sé cuántos muertos. Los llevaban en camiones y la gente llegaba sin nada. Pero ella había guardado la cartilla de vacunación de su niño, porque le parecía lo más importante que podía darle.

Cuando me hablan del movimiento antivacunas, de las personas que piensan que no se van a poner enfermas porque tienen una protección sobrenatural o porque son especiales, no puedo dejar de pensar en esa madre que, en una situación de riesgo, de penuria, de tener que dejar tu casa, de salir corriendo y viajar no sé cuántos cientos de kilómetros en un camión, donde te atacan, donde hay muertos, guarda la cartilla de vacunación de su hijo porque le parece importantísimo y ella es la responsable de su salud.

ANA CÉSPEDES
Directora general de operaciones
IAVI

Empecé en el mundo de las vacunas después de dos décadas trabajando en la industria farmacéutica. La mayor parte del tiempo trabajé en *government affairs* y acceso a medicamentos, lo que en farmacia se llama *market access and pricing* (accesibilidad de mercados y precios). Durante seis años fui responsable mundial de *market access and pricing* de la empresa Merck. Durante esa época, gran parte de mi trabajo consistió en participar en la decisión de precios de medicamentos y acceso a escala mundial. Yo era bastante consciente de las diferencias de acceso que existen entre los distintos países, de que una innovación terapéutica llega primero a los países con más recursos. De hecho, el lanzamiento de medicamentos se hace así por determinadas razones: porque no hay volumen suficiente, porque se quiere mantener el precio, porque no hay una red comercial… Hay muchas razones que hacen que, en la actualidad, el tiempo que transcurre desde que los países con más recursos acceden a una innovación terapéutica hasta que llega al resto, si es que llega alguna vez, es de más de una década, alrededor de quince años. Y a veces nunca llega, sobre todo cuando se trata de terapias innovadoras. Esto pasa en todas las compañías farmacéuticas, con todos los productos. Era un tema que emocionalmente me tocaba el corazón. Por casualidad me llamaron de IAVI. Yo no sabía que existían organizaciones sin ánimo de lucro que se dedicasen a desarrollar medicamentos, en este caso vacunas, y que lo hicieran con el objetivo de ser accesibles y asequibles para todo el mundo. Cuando me llamaron me enamoré del proyecto, porque si una innovación terapéutica tiene que ser accesible, como estamos viendo, es una vacuna, y no solo para niños, sino también para adultos. En vacunación infantil se ha avanzado más, porque con los años se ha conseguido acceso a grandes innovaciones gracias a la colaboración de organizaciones como GAVI o Unicef, pero el acceso a la vacunación de adultos no está solucionado. De hecho, mueren 1,7 millones de personas de tuberculosis cada año, y se infectan decenas de millones. Cada minuto mueren tres personas de tuberculosis en el mundo, y no hay una vacuna para la tuberculosis. La vacuna BCG tiene cien años. Solo es eficaz en niños, y la eficacia desaparece en la población adulta y en adolescentes. De modo que estos son los que transmiten la enfermedad. Yo conocía bien el tema del acceso a las vacunas. Esto fue lo que me hizo conectar emocionalmente con el proyecto y dejar la farmacéutica para irme a este mundo, que es mucho más complejo. Pagan menos, pero en ese momento de mi carrera profesional era lo que tenía que hacer, porque hace falta experiencia para poder liderar estos temas. Pensé que tenía la experiencia necesaria y que trabajando con nuestro presidente, Mark Feinberg, podía contribuir a conseguir el acceso a vacunas no solo para niños, sino para adultos, y ayudar en la investigación de vacunas a las que nadie les da importancia, como la del sida, que no es rentable. Es más rentable tener una enfermedad crónica que hay que tratar de por vida que intentar resolver un problema científico de los más complejos que existen. Esto fue lo que me acercó a las vacunas.

CARMEN TERRADILLOS
Responsable médica
MSF en la República Democrática del Congo
Hace seis años estaba también aquí, en la República Democrática del Congo.

Trabajé en zonas más pequeñas que resultaron ser mi primer desafío. Estaba en una zona de salud llamada Kamina, que llamábamos «camina o revienta» porque era durísimo trabajar allí. Yo era supervisora. Tuve que hacer un viaje de dos horas en moto hasta un punto de vacunación, ponerlo en funcionamiento, seguir en la moto dos horas más, caminar otras dos horas y cruzar un río yo sola. Después, ya con el agente comunitario, caminé otra hora y media hasta llegar a un pueblo que me impresionó mucho. Era un pueblo de cabañas en el bosque. Imagínate la dureza de ser pobre y vivir en este país. Cuando llegué, vi a un niño de unos seis años con hemiplejia, saliendo de su casa con sus dos hermanos, que debían de tener cuatro y dos años. Los llevaba él. Imagínatelo: con una hemiplejia, no podía mover un bracito y con el otro, que sí le funcionaba, llevaba a los niños agarraditos. Iban los tres al punto de vacunación, porque se iban a vacunar, ellos solos. Sus padres estaban en las zonas de cultivo. Esta imagen se me quedó muy grabada. Pensé: «Madre mía, hasta dónde hemos podido llegar.» Y me impresionó el compromiso de la población con la vacunación. En 2018 regresé a esa zona y seguían sin reportar casos de sarampión. Pensé: «Hemos hecho un buen trabajo.» Nos costó mucho, «camina o revienta», pero conseguimos cumplir nuestro compromiso.

RAFAEL VILASANJUAN
Director de análisis y desarrollo de ISGlobal
Miembro de la junta de la Alianza Mundial para la Inmunización y la Vacunación (GAVI)

Me dedico a este trabajo fundamentalmente por dos razones. En primer lugar, porque nunca he estado obsesionado por la visión nacional de las cosas. No me interesa, es un concepto en el que no creo. Siempre he pensado en lo que pasa un poco más allá. ¿Por qué el sufrimiento humano, cuando ocurre un poquito más allá, no me afecta tanto como el sufrimiento humano que puede estar sucediendo aquí mismo? Mi manera de entender el periodismo es hacer frente a aquellas cuestiones a las que el periodismo puede aportar algo de valor. Y esas cuestiones las descubrí yendo siempre un poquito más allá.

En mi equipo han muerto dos personas. Mi tío murió en un bombardeo. ¿Por qué me dedico a esto? Porque creo que la función del periodismo es cuestionar las verdades que nadie quiere cuestionar, sin tener que dar las respuestas. Muchas veces confundimos el periodismo con sectarismo. Y, para mí, eso no es periodismo. Nuestra función es hacer las preguntas difíciles, y las preguntas difíciles normalmente están donde hay inequidad.

AGUSTÍN PORTELA

Responsable de la unidad de evaluación clínica de vacunas humanas
Agencia Española del Medicamento y Productos Sanitarios

La verdad que esto es un desafío tremendo. Antes de esta pandemia ya lo era. Disfruto mucho con este trabajo, porque muchas vacunas protegen la vida de niños muy pequeños. He sido padre, sé lo que significa la enfermedad o la muerte de un niño pequeño. Sé que muchos padres nunca serán conscientes de la suerte que tienen de tener a sus hijos vacunados gracias a todas las personas que han trabajado en vacunas. Que su hijo no morirá ni sufrirá secuelas graves. Para mí, ese es el principal efecto de ayudar a llevar al mercado productos que salven muchas vidas, especialmente las de los niños. Es algo que me motiva mucho, sinceramente.

ANTONIO ALCAMÍ

Virólogo
Centro Nacional de Biotecnología. CNB-CSIC

Mi padre era pediatra. Era médico rural y vacunaba por todos los pueblos. Le gustaba mucho la ciencia de las infecciones. De hecho, mi hermano Pepe (el científico José Alcamí), ha recuperado algunas publicaciones suyas sobre la vacuna de la polio.

Recuerdo perfectamente el día que me vacunó de la viruela. Puedo revivirlo minuto a minuto. Nos vacunó a Pepe y a mí. Hoy en día es una vacuna inyectable, pero en aquella época te hacían una pequeña herida en la piel con la aguja bifurcada. No molesta demasiado, pero recuerdo perfectamente a mi hermano llorando y yo haciéndome el valiente porque era mayor. Fue mi padre quien me puso la vacuna. Siempre que lo pienso me digo: «Si mi padre hubiera sabido que yo trabajaría en esta profesión…» Qué casualidad. Ese momento lo tengo grabado en mi memoria.

ALFREDO CORELL

Catedrático de inmunología

En sexto de Educación General Básica, el profesor nos enseñó la molécula del ADN. Cuando vi la doble hélice, me quedé impactado y pensé: «De mayor quiero saber de esto.»

Como me gustaba la bioquímica, intenté entrar en el departamento. Hablé con el catedrático y me dijo que no podía ser, porque yo había sacado un sobresaliente en bioquímica y solo entraban los que habían sacado matrícula de honor. Entonces fui a ver a la científica Margarita Salas. Yo estaba en la Universidad Complutense de Madrid y ella en la Autónoma. Fue muy agradable. El hecho de que me recibiera ya era bueno, porque es una investigadora muy importante. Yo estaba en tercero de biología.

Por aquel entonces, solíamos trabajar antes de acabar la carrera. Le dije que quería estudiar bioquímica, pero que en mi universidad no me admitían porque no había conseguido matrícula de honor. Entonces me dijo: «Alfredo, enséñame tu expediente.» Le enseñé mis notas hasta tercero. Tenía una media de notable. Ella me dijo: «Tienes un dos.» Ellos lo medían de cero a cuatro. «Para asegurarte una beca de investigación necesitas un dos y medio, porque si no la beca no será suficiente. Así que te aconsejo que, estos dos años que te quedan, no trabajes con nadie como meritorio y te dediques a estudiar y a mejorar tu expediente.» Me lo dijo de un modo muy agradable. Fue entrañable, simpática y cariñosa. Así pues, seguí estudiando y un día me llamaron de bioquímica de la Complutense para decirme que se estaba abriendo el servicio de inmunología del Hospital 12 de octubre y que estaban buscando meritorios, es decir, becarios. Hoy en día, lo de «meritorio» está muy mal visto, pero en aquella época era una entrada a la ciencia muy habitual. No hice caso a Margarita. Entré en el 12 de octubre y conseguí levantar mi expediente a un 2,8 al acabar la carrera, con lo que me aseguré una beca a pesar de meterme en inmunología. Y así llegué a la inmunología.

MARIA ELENA BOTTAZZI
Microbióloga

Nací en Italia, pero crecí en Honduras, soy centroamericana. Estudié microbiología. Lo que hace un microbiólogo no es sólo ayudar al médico a diagnosticar, sino también a buscar tecnologías de prevención o terapias. Cuando yo estaba estudiando, trabajaba en un laboratorio donde teníamos que ayudar al médico a detectar y diagnosticar una enfermedad parasitaria. Fue entonces cuando me di cuenta del valor de desarrollar estas tecnologías. Empecé en el área de diagnóstico, pero después vi que el diagnóstico también sirve para determinar si la enfermedad pudo prevenirse o tratarse. Para saber si una vacuna funciona, es necesario el método diagnóstico. Para saber si un medicamento cura, usamos el método diagnóstico. Me di cuenta de la relación que hay entre diagnóstico y vacunas o medicamentos, y comprendí la importancia de la prevención. Yo sé que curar también es importante, pero para qué curar si podemos prevenir. Fue entonces cuando me dije: «Conozco estos parásitos, me interesa saber cómo se reproducen y viven, y por qué causan enfermedad en humanos. ¿Qué puedo hacer yo para ayudar a prevenir?» Y me di cuenta de que la vacunología es una de las mejores soluciones de salud pública que tenemos.

MARIANO ESTEBAN RODRÍGUEZ
Investigador y virólogo

Soy farmacéutico. Nací en una farmacia. Mi padre era farmacéutico de pueblo, y para mí lo más importante eran los medicamentos. De pequeño veía cómo llegaba gente a la farmacia, le daban el producto y salían sonrientes, más alegres.

Las conversaciones que se producían despertaron mi interés en la cura de enfermedades o la contribución al bienestar de los demás. Cuando analicé qué tipo de carrera estudiar, si medicina o farmacia, me di cuenta de que la medicina no me gustaba. Me superaba. Así que estudié farmacia y me encantó. Al mismo tiempo estudié ciencias biológicas, y eso me llevó a hacer mi tesis en microbiología, el estudio de los microorganismos. De hecho, mi tesis doctoral se tituló *Mecanismo de acción de los antibióticos frente a Streptococcus faecalis*. Hacíamos muchos análisis de muestras clínicas del hospital de Santiago, y uno de los microorganismos más abundantes y resistentes en los antibiogramas era este organismo. Hice mi tesis doctoral aislando los ribosomas y el material genético del *Streptococcus* mediante transferencia genética. Era la década de los sesenta y pocas personas usaban esa técnica, así que mira ahora dónde estoy.

QUIQUE BASSAT
Director del Programa de Malaria
ICREA Research Professor
ISGlobal
Yo no concibo la investigación clínica sin traslación ni impacto, y la gran mayoría de la investigación biomédica que se hace en el mundo no da resultados hasta muchos años después. La suerte de trabajar con la malaria es que ves las cosas a la velocidad con que están pasando, en tiempo real. No se me ocurre nada más gratificante como investigador que participar en la implementación del ensayo en su fase II B y III, ver que ahora ya se está pilotando en África y que, a lo mejor, en 2022, los niños africanos tendrán una vacuna que les va a salvar la vida. Por desgracia, los investigadores que hacen mucho trabajo de laboratorio no pueden ver ese impacto de primera mano. Los que hacemos más trabajo clínico, epidemiológico o de implementación, tenemos la suerte de verlo, y a mí eso es lo que me fascina de mi oficio. Además, siendo pediatra, no hay nada más bonito que poner en marcha un estudio de esta envergadura y ser testigo de su impacto real. Aquí la gente no tiene dirección ni teléfono. Vamos con *jeep* a buscar a los niños a sus casas. Sabemos dónde viven gracias al GPS. Participar en todo esto ha sido la mejor escuela posible, porque además tenemos que hacer los estudios con el mismo rigor o más que si lo hiciéramos en Europa. Aquí nos vigilan el triple por culpa de todas las aberraciones que se han cometido en investigación médica con la población africana. Tenemos

la obligación y el deber ético y moral de ser escrupulosos y hacer las cosas bien. Aún no me creo la suerte que tuve al vivir mi primera experiencia en investigación con un estudio de esta envergadura.

LUIS ENJUANES
Virólogo
Director del grupo de coronavirus en el CNB-CSIC. Madrid
Miembro de la Academia Nacional de las Ciencias de Estados Unidos
Podemos atenuar un virus o podemos hacer que sea virulento. Podemos fabricar vacunas o armas dependiendo de si aumentamos o disminuimos la virulencia de un virus. Es una sensación apasionante, porque es muy bonito trabajar con una entidad que está a medio camino entre ser vivo o inerte. El genoma de un virus es, por decirlo de alguna manera, un material inerte. Pero cuando entra en una célula, se apropia de toda su maquinaria de replicación, tiene poder. La secuencia del genoma de un virus es muy pequeña. Por eso, no tiene suficiente información genética para replicarse, para hacer mal o bien. Necesita entrar en una célula y aprovecharse de su maquinaria de replicación. Hoy en día, no tenemos la capacidad de crear un ser vivo en el laboratorio. Hay que fecundar un óvulo con un espermatozoide, y son células complejísimas. En cambio, tenemos la capacidad de crear un virus nuevo que antes mataba y ahora no. Y no solo no mata, sino que te protege. Si fuéramos terroristas, podríamos usar la ingeniería genética para modificar un virus atenuado y convertirlo en arma biológica. Manipular los virus que causan patologías y atenuarlos es maravilloso. Pero el estudio de los virus tiene otra cosa muy importante: que los puedes utilizar como armas de curación. Por ejemplo, el adenovirus utilizado en la vacuna de AstraZeneca causaba tumores, resfriados y otitis. Se eliminaron el 30 % de sus genes y se ha convertido en un virus atenuado y un vector, un vehículo para transportar el gen de las espículas e inmunizar a las personas contra el SARS-CoV-2.

Para mí, hacer vacunas o terapia génica es lo mismo. Manipulando los virus, los atenuamos y los utilizamos en beneficio de la medicina.

Justificación bibliográfica

Capítulo 1. La gran decisión

«Nature's 10: ten people who helped shape science in 2020.» *Nature*, 15 de diciembre de 2020. https://www.nature.com/immersive/d41586-020-03435-6/index.html

Capítulo 2. El anciano virus que se niega a desfallecer

Hidalgo, M. «Las pandemias y la seguridad internacional (DIEEEA60-2014).» Instituto Español de Estudios Estratégicos, 30 de diciembre de 2014. http://www.ieee.es/Galerias/fichero/docs_analisis/2014/DIEEEA60-2014_Pandemias_MMHG.pdf

Düx, A., *et al.* «Measles virus and rinderpest virus divergence dated to the sixth century BCE.» *Science (New York, N.Y.)*, vol. 368, 6497 (2020): 1367-1370. doi:10.1126/science.aba9411

«Vacuna triple vírica.» Fundación iO. https://fundacionio.com/salud-io/vacunas/vacuna-triple-virica/

«La mortalidad por sarampión en el mundo aumenta en un 50 % de 2016 a 2019 y se cobra más de 207.500 vidas en 2019.» Organización Mundial de la Salud, 12 de noviembre de 2020. https://www.who.int/es/news/item/12-11-2020-worldwide-measles-deaths-climb-50-from-2016-to-2019-claiming-over-207-500-lives-in-2019

«Measles continues to spread across the EU/EEA- No time for complacency.» European Centre for Disease Prevention and Control, 23 de abril de 2020. https://www.ecdc.europa.eu/en/news-events/measles-continues-spread-across-eueea-no-time-complacency

«Thomas Peebles, Doctor Who Isolated Measles Virus, Dies at 89.» *The History of Vaccines*, 5 de agosto de 2010. https://www.historyofvaccines.org/content/blog/thomas-peebles-doctor-who-isolated-measles-virus-dies-89

«República Democrática del Congo», Médicos Sin Fronteras. Proyectos. https://www.msf.es/conocenos/proyectos/republica-democratica-del-congo

Haelle, T. «Why It Took So Long to Eliminate Measles.» *History*, 7 de febrero de 2019. https://www.history.com/news/measles-vaccine-disease

«John F. Enders. Biographical.» *Nobel Lectures, Physiology or Medicine 1942-1962*, Elsevier Publishing Company, Ámsterdam, 1964.

«Measles (Rubeola).» Centers for Disease Control and Prevention, 5 de noviembre de 2020. https://www.cdc.gov/measles/vaccination.html

Capítulo 3. El poder de la convicción: la primera vacuna frente al nuevo virus SARS-CoV-2

Cott, E., deBruyn, E. y Corum, J. «Cómo fabrica Pfizer su vacuna para la COVID-19.» *The New York Times*, 30 de abril de 2021. https://www.nytimes.com/es/interactive/2021/health/pfizer-vacuna-covid.html

Capítulo 4. Ébola: el instante en que todo cambió

«El ébola reaparece en África.» Comité Asesor de Vacunas, Asociación Española de Pediatría, 22 de febrero de 2021. https://vacunasaep.org/profesionales/noticias/ebola-dos-nuevos-brotes-en-Africa

Fink, S. «Tracing Ebola's Breakout to an African 2-Year-Old.» *The New York Times*, 9 de agosto de 2014. https://www.nytimes.com/2014/08/10/world/africa/tracing-ebolas-breakout-to-an-african-2-year-old.html

Kupferschmidt, Kai, «New Ebola outbreak likely sparked by a person infected 5 years ago.» *Science*, 12 de marzo de 2021. https://www.sciencemag.org/news/2021/03/new-ebola-outbreak-likely-sparked-person-infected-5-years-ago

Calvignac-Spencer, S. «Guinea 2021 EBOV genomes.» Virological. org, 12 de marzo de 2021. https://virological.org/t/guinea-2021-ebov-genomes/651

Karan, L. S., *et al.* «Bombali Virus in Mops condylurus Bats, Guinea.» *Emerging infectious diseases,* vol. 25,9 (2019): 1774–1775. doi:10.3201/eid2509.190581

Leendertz, S. A. J., *et al.* «Assessing the Evidence Supporting Fruit Bats as the Primary Reservoirs for Ebola Viruses.» *EcoHealth,* vol. 13,1 (2016): 18-25. doi:10.1007/s10393-015-1053-0

Capítulo 5. La batalla de la inmunidad contra los agentes patógenos que nos infectan

Tabla sobre inmunidad de grupo adaptada de Samantha Vanderslott, Bernadeta Dadonaite and Max Roser (2013) - "Vaccination". Publicación online en OurWorldInData.org. https://ourworldindata.org/vaccination

Referencias adicionales:

Remington, P. L., Hall, W. N., Davis, I. H., Herald, A. y Gunn, R. A. «Airborne transmission of measles in a physician's office.» *JAMA*. 15 de marzo de 1985;253(11):1574-1577. PMID: 3974036.

Rota, P. A., Moss, W. J., Takeda, M., De Swart, R. L., Thompson, K. M. y Goodson, J. L. «Measles.» *Nat Rev Dis Primers*. 14 de julio de 2016; 2:16049. doi: 10.1038/nrdp.2016.49. PMID: 27411684.

Warfel, J. M., *et al*. «Airborne transmission of Bordetella pertussis.» *The Journal of infectious diseases*, vol. 206,6 (2012): 902-906. doi:10.1093/infdis/jis443

Milton, D. K. «What was the primary mode of smallpox transmission? Implications for biodefense.» *Frontiers in cellular and infection microbiology*, vol. 2 150. 29 de noviembre de 2012, doi:10.3389/fcimb.2012.00150

Wong, T., *et al*. «Cluster of SARS among medical students exposed to single patient, Hong Kong.» *Emerging infectious diseases*, vol. 10,2 (2004): 269-276. doi:10.3201/eid1002.030452

Yu, I. T. S., *et al*. «Evidence of airborne transmission of the severe acute respiratory syndrome virus.» *The New England journal of medicine*, vol. 350,17 (2004): 1731-1739. doi:10.1056/NEJMoa032867

Booth, T. F., *et al*. «Detection of airborne severe acute respiratory syndrome (SARS) coronavirus and environmental contamination in SARS outbreak units.» *The Journal of infectious diseases*, vol. 191,9 (2005): 1472-1477. doi:10.1086/429634

Tellier, R., *et al*. «Recognition of Aerosol Transmission of Infectious Agents: A Commentary.» *BMC Infectious Diseases*, vol. 19, no. 1, 2019, pp. 1–9.

Cowling, B., Ip, D., Fang, V., *et al.* «Aerosol transmission is an important mode of influenza A virus spread.» *Nat Commun* 4, 1935 (2013). https://doi.org/10.1038/ncomms2922

Leung, N. H. L. «Transmissibility and transmission of respiratory viruses.» *Nature reviews*. Microbiology, vol. 19,8 (2021): 528-545. doi:10.1038/s41579-021-00535-6

National Center for Immunization and Respiratory Diseases, Division of Bacterial Diseases, «Pertussis (Whooping Cough).», 18 de noviembre de 2019. https://www.cdc.gov/pertussis/index.html

Capítulo 7. Setecientos mil virus y el reto de las vacunas

«El estado de los bosques del mundo 2020. Los bosques, la biodiversidad y las personas.» FAO y PNUMA 2020, Roma. https://doi.org/10.4060/ca8642es

Sarukhan, A. «Los patógenos más temidos.» Instituto de Salud Global de Barcelona, 9 de febrero de 2016. https://www.isglobal. org/healthisglobal/-/custom-blog-portlet/los-patogenos-mas-temidos-9-enfermedades-que-podrian-causar-una-gran-epidemia/3098670/0

Hook, L. «The Next Pandemic: Where Is It Coming From and How Do We Stop It?» *Financial Times*, 20 de octubre de 2020. https://www.ft.com/content/2a80e4a2-7fb9-4e2c-9769-bc0d98382a5c

Capítulo 8. Poliomielitis y por qué Mary Poppins tampoco hubiera patentado el sol

«Polio.» Fundación iO. https://fundacionio.com/salud-io/enfermedades/polio/

«Poliomielitis.» Organización Mundial de la Salud, 22 de julio de 2019. https://www.who.int/es/news-room/fact-sheets/detail/poliomyelitis

«History of Polio.» Global Eradication Initiative. https://polioeradication.org/polio-today/history-of-polio/

Capítulo 9. El escudo frente a los ataques bioterroristas

«Spokesperson Portfolio - Inger K. Damon, MD, PhD.» Centers for Disease Control and Prevention, 27 de marzo de 2017. https://www.cdc.gov/media/spokesperson/damon/index.html

«Monkeypox.» Fundación iO. https://fundacionio.com/salud-io/enfermedades/virus/monkeypox/

«Viruela símica.» Organización Mundial de la Salud, 9 de diciembre de 2019. https://www.who.int/es/news-room/fact-sheets/detail/monkeypox

«Monkeypox – Democratic Republic of the Congo Disease outbreak news». *ReliefWeb*, 1 de octubre de 2020. https://reliefweb.int/report/democratic-republic-congo/monkeypox-democratic-republic-congo-disease-outbreak-news-1-october

Capítulo 10. ¡Tengo una idea! La investigación básica: soñar con fundamento

«Investigación preclínica de medicamentos de uso humano.» Agencia Española de Medicamentos y Productos Sanitarios, 29 de abril de 2021. https://www.aemps.gob.es/medicamentos-de-uso-humano/investigacion-preclinica-de-medicamentos-de-uso-humano/

«Vacuna contra el coronavirus: por qué el macaco rhesus es clave para combatir la COVID-19.» *BBC News*, 7 de mayo de 2020. https://www.bbc.com/mundo/noticias-52554469

Ramírez, S., *et al. La Real Expedición Filantrópica de la Vacuna. Doscientos años de lucha contra la viruela.* Consejo Superior de Investigaciones Científicas, Madrid 2004.

Capítulo 11. Los ensayos clínicos: probando las vacunas en la población

«Investigación preclínica de medicamentos de uso humano.» Agencia Española de Medicamentos y Productos Sanitarios, 29 de abril de 2021. https://www.aemps.gob.es/medicamentos-de-uso-humano/investigacion-preclinica-de-medicamentos-de-uso-humano/

Capítulo 12. La falla de la salud global

«It's time to consider a patent reprieve for COVID vaccines.» *Nature* 592, 7, 30 de marzo de 2021. doi: https://doi.org/10.1038/d41586-021-00863-w

The People's Vaccine. peoplesvaccine.org

Usher, A. D.. «South Africa and India push for COVID-19 patents ban.» *Lancet (London, England),* vol. 396,10265 (2020): 1790-1791. doi:10.1016/S0140-6736(20)32581-2

«COVAX: colaboración para un acceso equitativo mundial a las vacunas contra la COVID-19.» Organización Mundial de la Salud. https://www.who.int/es/initiatives/act-accelerator/covax

Capítulo 13. Las vacunas contra las nuevas pandemias

«Prioritizing diseases for research and development in emergency contexts.» World Health Organization https://www.who.int/activities/prioritizing-diseases-for-research-and-development-in-emergency-contexts

Butler, D. «Billion-dollar project aims to prep vaccines before epidemics hit.» *Nature,* vol. 541,7638 (2017): 444-445. doi:10.1038/nature.2017.21329

«NVX-CoV2373, Novavax: nueva vacuna contra la COVID-19 con elevada eficacia.» Asociación Española de Pediatría, Comité Asesor de Vacunas. https://vacunasaep.org/profesionales/noticias/covid-19-Novavax-presenta-una-nueva-vacuna

Corum, J. y Zimmer, C. «How the Novavac Vaccine Works.» *The New York Times,* 7 de mayo de 2021. https://www.nytimes.com/interactive/2020/health/novavax-covid-19-vaccine.html

Excler, J. L. *et al.* «Vaccine development for emerging infectious diseases.» *Nature medicine,* vol. 27,4 (2021): 591-600. doi:10.1038/s41591-021-01301-0

Portela, A. «Actualización en vacunas frente al SARS-CoV-2.» Ministerio de Sanidad, Gobierno de España.» https://www.mscbs.gob.es/biblioPublic/publicaciones/recursos_propios/resp/revista_cdrom/Suplementos/Pildoras/pildora1.htm

Capítulo 14. La primera vacuna contra un parásito humano

«Malaria.» ISGlobal, Instituto de Salud Global de Barcelona. https://www.isglobal.org/malaria

Estébanez, P. *Medicina humanitaria.* Capítulo 23: Torrús, D. y Bornay Linares, F. «Parásitos transmitidos por artrópodos.» Díaz de Santos, Madrid 2005.

Fosmann, A. «La malaria se remonta a la era de los dinosaurios.» *National Geographic,* 29 de marzo de 2016. https://www.nationalgeographic.com.es/ciencia/actualidad/la-malaria-se-remonta-a-la-era-de-los-dinosaurios_10236

«An Ancient Killer: Ancestral Malarial Organisms Traced to Age of Dinosaurs.» Oregon State University, 25 de marzo de 2016. https://today.oregonstate.edu/archives/2016/mar/ancient-killer-ancestral-malarial-organisms-traced-age-dinosaurs

The Global Fund, https://www.theglobalfund.org/en/

Capítulo 15. Vacunas: las nuevas armas de transformación mundial

Malamud, C. y Núñez, R. «Vacunas sin integración y geopolítica en América Latina.» Real Instituto Elcano, 18 de febrero de 2021. http://www.realinstitutoelcano.org/wps/portal/rielcano_es/contenido?WCM_GLOBAL_CONTEXT=/elcano/elcano_es/zonas_es/ari21-2021-malamud-nunez-vacunas-sin-integracion-y-geopolitica-en-america-latina

Schmall, E. «The Newest Diplomatic Currency: COVID-19 Vaccines.» *The New York Times*, 21 de marzo de 2021. https://www.nytimes.com/2021/02/11/world/asia/vaccine-diplomacy-india-china.html

«La geopolítica del coronavirus.» *24 horas*, RTVE. https://www.rtve.es/play/audios/24-horas/geopolitica-del-coronavirus/5783129/

Vilasanjuan, R. «COVID-19 the Geopolitical Vaccine, a Weapon for Global Security.» Real Instituto Elcano, 15 de marzo de 2021. http://www.realinstitutoelcano.org/wps/portal/rielcano_en/contenido?WCM_GLOBAL_CONTEXT=/elcano/elcano_in/zonas_in/cooperation+developpment/ari32-2021-vilasanjuan-covid-19-the-geopolitics-of-the-vaccine-a-weapon-for-global-security

Lista de entrevistas

Maria Elena Bottazzi
Científica microbióloga.
Decana asociada de la Escuela Nacional de Medicina Tropical,
profesora de pediatría y codirectora del Centro de Desarrollo de
Vacunas del Texas Children's Hospital, en Baylor College of
Medicine, Houston, Texas.

Luis Enjuanes
Virólogo. Científico.
Director del grupo de coronavirus en el CNB-CSIC. Madrid.
Miembro de la Academia Nacional de las Ciencias de Estados Unidos.

Margarita del Val
Inmunóloga y viróloga.
Centro de Biología Molecular Severo Ochoa.
CBM-CSIC.

Antonio Alcamí
Virólogo.
Centro Nacional de Biotecnología. CNB-CSIC.

Miriam Alía
Responsable de vacunación y respuesta a epidemias de Médicos Sin
Fronteras (MSF).

Carmen Terradillos

Responsable médica de Médicos Sin Fronteras (MSF) en la República Democrática del Congo.

Liliana Palacios

Referente médico de Médicos Sin Fronteras (MSF) para la República Democrática del Congo, República Centroafricana y Camerún.

Rafael Vilasanjuan

Director de análisis y desarrollo de Instituto de Salud Global de Barcelona (ISGlobal).

Miembro de la junta directiva de la Alianza Mundial para la Inmunización y la Vacunación (GAVI).

Ana Céspedes

Directora general de operaciones de International AIDS Vaccine Initiative (IAVI).

Quique Bassat

Director del programa de malaria de Instituto de Salud Global de Barcelona (ISGlobal).

ICREA Research Professor.

Mariano Esteban Rodríguez

Investigador y virólogo.

Jefe del grupo de poxvirus y vacunas del Centro Nacional de Biotecnología del CSIC. Académico de Número de la Real Academia Nacional de Farmacia.

Almudena Mari Sáez

Antropóloga.

ZIG - Centre for International Health Protection. Berlín.

Alfredo Corell

Catedrático de Inmunología en la Universidad de Salamanca.

Agustín Portela

Responsable de la unidad de evaluación clínica de vacunas humanas en la Agencia Española del Medicamento y Productos Sanitarios (AEMPS).

Dolores Montero

Servicio de farmacovigilancia de la Agencia Española del Medicamento y Servicios Sanitarios (AEMPS).

David Namegabe Bisimwa

Responsable Médico de Proyecto en Médicos Sin Fronteras (MSF), República Democrática del Congo.

Gervais Kassa Bemwizi y Guillaume Muzaliwa Bisimwa

Promotores de salud en Médicos Sin Fronteras (MSF), República Democrática del Congo.

Con el apoyo de:

Joaquín Mateos, director médico de MSD en España y Portugal.

José María Almendral. Virólogo. Centro de Biología Molecular Severo Ochoa CBM-CSIC. Catedrático de Microbiología. Universidad Autónoma de Madrid

Kiko M. Psiquiatra. Voluntario en un ensayo clínico.

Juan Pablo Z. Voluntario en un ensayo clínico.

Ecosistema digital

Floqq
Complementa tu lectura con un curso o webinar y sigue aprendiendo.
Floqq.com

Amabook
Accede a la compra de todas nuestras novedades en diferentes formatos: papel, digital, audiolibro y/o suscripción.
www.amabook.com

Redes sociales
Sigue toda nuestra actividad. Facebook, Twitter, YouTube, Instagram.

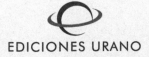

EDICIONES URANO